맨발학교 권택환의

맨발
혁명

내 몸의 의사를 깨우는 맨발걷기

맨발학교 권택환의

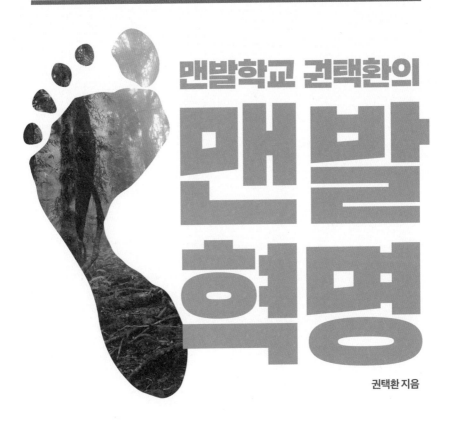

맨발 혁명

권택환 지음

EBS BOOKS

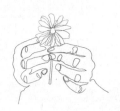

가치로운 나를 세상과 나누는 대한민국 맨발학교

저는 홍익(弘益)이라는 단어를 좋아합니다. 홍익의 뜻은 '자신이 가치 있음을 아는 것, 그 가치를 세상과 나누는 것'입니다. 그래서 홍익인 간은 널리 세상을 이롭게 하는 사람입니다. 그런데 지금 우리의 현 실에는 홍익인간의 모습이 많이 보이지 않습니다. 대부분의 사람이 자기존중감이 낮고, 이웃과 마음을 나누는 것을 어려워합니다. 몸과 마음의 건강을 걱정하며, 바쁘고 힘들어합니다. 이런 현실을 고민하 면서 '맨발걷기'를 만났고 맨발학교를 세웠습니다.

대한민국 맨발학교는 맨발걷기를 통해 내 몸으로 홍익을 실천하 는 곳입니다. '홍'은 나부터 살리자는 것입니다. 건강한 몸과 마음을 가져야 자신을 살리고 가치를 찾는 첫걸음을 걸을 수 있습니다. '익'

은 너도 좋고 나도 좋은 것입니다. 가족과 화목해지고 이웃과 웃음을 나누고 자연을 사랑하는 마음을 갖는 것입니다. 가족, 사회, 국가를 넘어 하나뿐인 지구와도 공생합니다.

건강하고 가치로운 '나'가 바로 서면 '타인'을 돌아볼 마음의 여유가 생기고 세상의 좋은 변화를 위해 앞장서서 나서는 용기가 충만해집니다.

맨발걷기는 준비물도 필요 없고 돈도 들지 않아 별것 아닌 것 같지만 꾸준히 하면 어느새 몸과 마음에 큰 변화를 가져옵니다. 단순한 걷기이지만 누구나 긍정적인 변화를 느낄 수 있습니다.

맨발학교 정기모임에 처음 나온 분들이 곧잘 질문합니다.

"여기 모인 사람들은 왜 이렇게 행복해하나요?"

맨발걷기는 나를 사랑하기 위해 시작하지만 걸을수록 타인을 사랑하고 자연을 사랑하게 되기 때문입니다. 탄소발자국 대신에 맨발 발자국을 통하여 치유력을 회복합니다. 그래서 맨발학교는 단지 병의 치료만을 꿈꾸는 학교가 아닙니다. 이념과 종교를 넘어 공생의 문화를 창조하는 학교, 자연이 공짜로 주는 땅의 가치를 깨닫고 이웃과 나누는 문화 공동체입니다.

이 책은 맨발걷기로 몸과 마음의 평화, 세상의 평화를 꿈꾸는 맨발걷기 입문자들의 궁금증에 답하려고 썼습니다. 맨발걷기를 하는 방법, 맨발걷기로 몸과 마음이 좋아지는 원리를 설명하여 남녀노소 누구나 쉽게 맨발걷기를 실천하도록 돕고자 합니다.

하늘과 땅을 잇는 내 몸의 이야기와 천지인(天地人)의 조화를 꿈꾸는 선조들의 지혜도 함께 담았습니다. 이 책을 읽으면 혼자서도 맨발학교의 학생이 될 수 있습니다.

보름달이 떴습니다.
월인천강(月印千江).
하나의 보름달이 천 개의 강을 환하게 비춥니다.
맨발학교는 세상의 보름달이 되겠습니다.

학교는 친구와 스승이 있는 곳입니다. 대한민국 맨발학교는 여러분을 친구와 스승으로 초대합니다. 애벌레가 나비가 되기 위해서는 고치 안의 시간을 견뎌야 합니다. 맨발걷기로 자신의 내면에 집중하여 내 안의 나비를 만나면 좋겠습니다.

2023년 여름, 높은 영의 고장 고령(高靈) 미숭산 자락에서

차례

PART 01
우리는 왜
맨발로 걸어야 하는가

PART 02
맨발걷기,
어떻게 해야 하는가

PART

03
대한민국
맨발학교를 시작하다

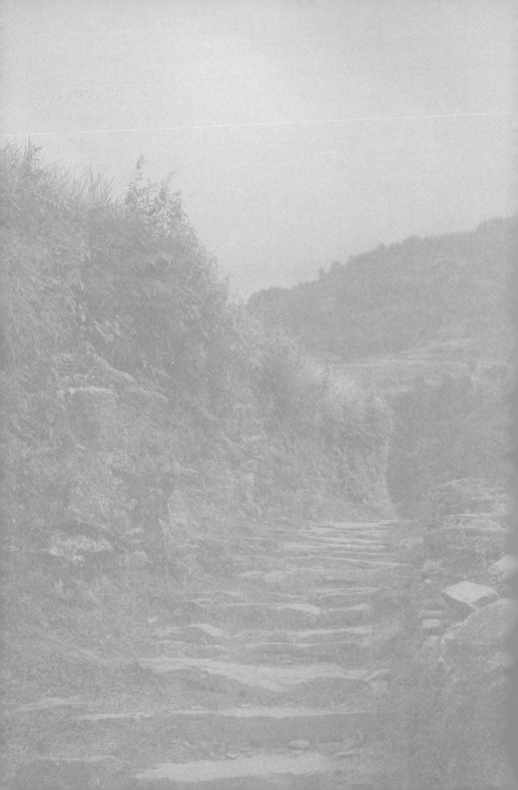

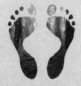

우리는 왜
맨발로
걸어야 하는가

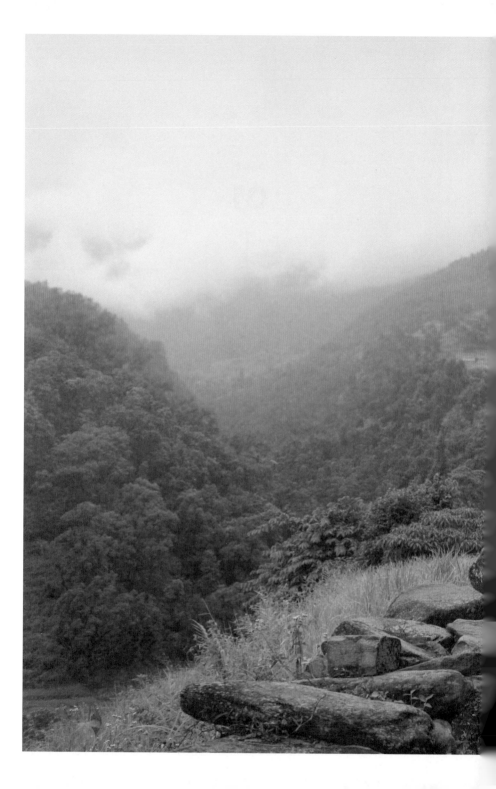

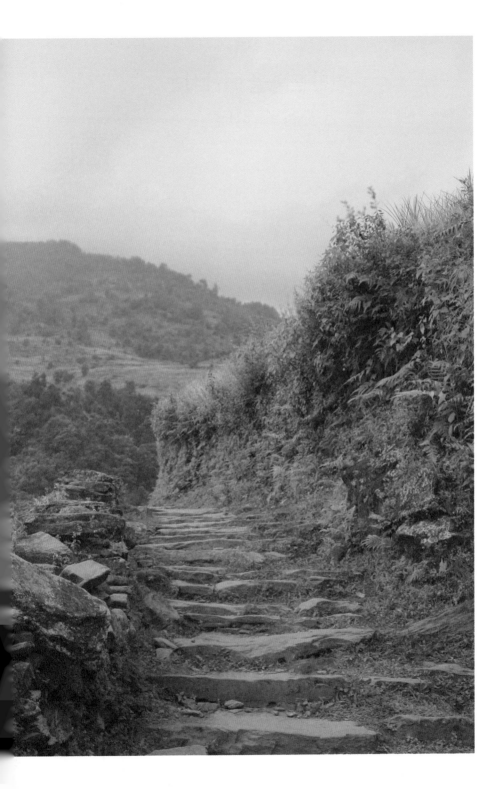

인간은 흙을 떠나서는
살 수 없다

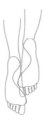

저는 교육자입니다. 교육대학교를 졸업하고 초등학생의 교육을 고민하며 현장에서 직접 아이들을 가르쳤습니다. 그러다 2000년 3월, 당시에는 '교육인적자원부'라 불렸던 교육부로 전근을 갔습니다.

교육부에 가서 처음 한 일이 교육 사례를 담은 책을 만들어 전국의 학교에 보내는 것이었습니다. 당연히 선생님들이 현장에서 어떤 교육을 해서 성과를 냈는지에 대한 보고서를 많이 접했습니다. 그중에서 특히 자연친화적 교육이 올린 성과가 제 눈을 사로잡았습니다.

자연만 가까이했는데 몸뿐만 아니라 마음까지 좋아졌다고?
운동장을 달리고, 학교 뒷산을 산책하고, 야외활동을 한 학교의 아이들은 건강해졌을 뿐만 아니라 정서가 안정되고 집중력이 높아졌습니다. 의미 있는 교육 성과를 거둔 학교들은 공통적으로 흙과 함께하는 바깥놀이를 교육과정에 넣었다는 특징이 있었습니다. 그때부터 저는 자연친화적 교육에 관심을 가졌습니다.

저는 두 아들을 두었는데 둘 다 시골 학교 사택에서 자랐습니다. 아이들은 울릉도로 발령받은 아버지를 따라 섬마을 분교 운동장에서 뛰어놀았고, 또 교문만 나서면 고사리를 꺾을 수 있는 산골벽지에서도 3년을 보냈습니다.

시골에서 서울로 옮겨왔으나 자연친화적인 교육의 중요성을 안 저는 당시 초등학생과 유치원생이던 아이들과 주말이면 더 적극적으로 자연을 찾아 나섰습니다. 두 아들은 영유아기를 시골 학교 사택에서 보내서인지 도시에 와서도 흙을 만지고 낙엽에서 뒹굴면서 뛰어노는 것을 즐겼고, 충분히 뛰어논 아이들은 이른 저녁에 깊은 잠에 들곤 하였습니다.

두 아들은 성인이 된 지금도 주말이면 마당이 있는 시골집 텃밭에서 농작물을 가꾸고, 가을이면 감도 땁니다. 무엇보다 어린 시절 울릉도 섬마을과 산골 오지마을에서 경험한 친자연적인 삶을 감사하게 생각합니다. 저 또한 그 시간은 제가 아이들에게 준 최고의 선물이라고 여깁니다.

아이들을 자연 속에서 움직이게 하자
지금까지 제 마음에 자리한 변하지 않는 생각입니다. 자연에서 충분한 햇빛을 받으며 활동을 많이 한 아이들은 체(體), 덕(德), 지(智)가 순서대로 골고루 성장하여 전인교육이 가능하다는 신념도 생겼습니다.

그렇게 2000년부터 흙 공부를 시작했고, 인간은 흙을 떠나서는 살 수 없기에 흙과 가까이 생활해야 한다는 생각이 깊어졌습니다. 꽃을 심고, 풀을 뽑고, 농작물을 가꾸고, 흙놀이를 하고, 운동장에서 축구를 하는 모든 활동은 흙과의 만남입니다. 흙을 손으로 만나든, 코로 만나든, 바닷가 산책으로 만나든 우리에게 도움을 줍니다.

그때부터 산에 갈 기회가 있으면 흙과 더 밀접하게 만나려고 신발과 양말을 벗고 맨발로 걸었습니다.

나의 맨발걷기는 이렇게 시작되었습니다.

온몸으로 맨발걷기의
효과를 느끼다

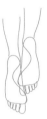

교육부 과장으로 근무할 때 신문, 방송에서 주요 뉴스로 다룬 사회적 사건이 발생한 적이 있었습니다. 아침에 일어나면 모든 언론에서 관련 기사가 쏟아지는 상황에서 우리 과가 나서서 문제를 해결해야 했습니다. 매일 장관 보고, 총리실 보고, 청와대 보고, 국회 보고, 언론 대응, 국가정책조정회의 참석, 국정감사 등으로 뛰어다니며 쉴 새 없이 3개월을 보냈습니다.

과장인 저는 물론이고 우리 과 모든 직원이 고생하였습니다. 결국 법령을 개정하고 제도도 정비했습니다. 일이 마무리되자 청와대의 격려 전화를 받고 장관으로부터 칭찬도 들었습니다.

그 일은 무사히 일단락되었지만 제게는 이명과 비문증이 생겼습니다. 이명으로 귀 저 안쪽에서 들리는 소리가 세상 그 어떤 소리보다 더 크게 느껴졌습니다. 이명보다 비문증이 더 힘들었습니다. 비문은 '모기가 날아다닌다'는 뜻으로 눈을 뜨면 눈앞에 수십 마리의 새떼들이 지나가는 것처럼 보였습니다. 어떤 날은 용처럼 날아다녔습니다. 도저히 익숙해지지 않는 비문증을 평생 달고 살아야 한다니, 주변 사람들에게 말하지는 않았지만 걱정이 되지 않을 수 없었습니다.

이명과 비문증은 끈질기게 저를 괴롭혔습니다. 그때 몸이야말로 가장 정직하다는 것을 크게 깨달았습니다. 정신없이 워커홀릭 상태로 몇 달을 살았으니 몸이 견뎌낼 수 있었겠습니까?

병이 나아 건강해지는 게 아니고 건강해지면 병이 낫습니다

맨발걷기를 하고 나면 피로가 풀리고 몸이 충전되는 느낌을 받아 자주 맨발로 흙을 밟고 싶었지만 바쁜 교육부에 근무하면서는 일도 많고 환경도 따라주지 않아 맨발로 땅을 접하기가 어려웠습니다. 하지만 맨발걷기에 대한 관심은 끊어지지 않았고 땅과의 접촉도 꾸준히 이어갔습니다.

시간이 나는 주말마다 흙을 찾아 맨발걷기를 하면서 알음알음 맨발걷기를 실천하는 사람들을 만났고, 오래전부터 맨발로 걷는 사람이 꽤 있다는 사실도 알게 되었습니다. 가끔씩 맨발등산을 같이하면서 서로의 경험을 나누었습니다. 나의 맨발걷기 공부는 점점 더 깊어졌습니다.

20여 년 전 어느 새해 첫날에는 맨발로 강화도 마니산을 올랐습니다. 아직 캄캄한 새벽, 손전등을 들고 어둠을 헤치며 차가운 땅을 맨발로 오르던 기억이 지금도 생생합니다. 그때 저는 맨발걷기 초보자였지만 맨발걷기를 오랫동안 실천해온 분들의 안내로 동상에 걸리지 않고 정상까지 올라갈 수 있었습니다. 틈틈이 처음 보는 몸동작도 가르쳐주었는데 신기하게 그 동작을 따라 하면 발의 차가움이 덜 느껴졌습니다.

오래된 일이지만 맨발걷기 경험 중 강렬한 기억으로 남아 있습니다. 스무 해를 넘게 겨울에도 맨발걷기를 하다 보니 이제는 그 동작들이 무슨 의미인지 이해가 됩니다.

2004년, 관심을 끄는 책을 만났습니다

세계 지적장애인 수영대회에서 금메달을 딴 김진호 선수의 어머니, 유현경 씨가 쓴 책『자폐아는 특별한 재능이 있다』(2004)입니다. 그 책을 몇 번이나 읽었습니다. 이후 김진호 선수와 유현경 씨를 직접 만나고, 저자 강의도 찾아가 들었습니다. 책 내용 중 특히 감명을 받은 부분을 인용합니다.

자연 속에서 놀기

'아프리카에는 자폐가 없다'는 기사였는데, 진호와 바깥놀이를 하며 나는 곰곰이 생각에 빠졌다. 도대체 무슨 차이일까? 아프리카 원주민

처럼 달랑 트렁크 팬티 한 장에 맨발이었다. 그러기엔 시골 분교 운동장은 더없이 안전한 곳이었다. (중략)

이렇게 서너 달이 지나는 사이 진호의 모습은 눈에 띄게 달라지고 있었다. 초점 없이 흐리던 눈동자엔 생기가 돌기 시작했고, 틈만 나면 높은 곳에서 뛰어내리던 행동도 사라졌을뿐더러 모래 던지기나 미니카 바퀴에 집착하던 모습도 찾아보기 힘들었다.

다른 사람들은 이 부분을 대수롭지 않게 여길지 몰라도 저는 수십 번이고 되풀이해서 읽었습니다. 이후 영화 〈말아톤〉의 실제 주인공 배형진도 만났고, 그의 어머니 강의도 들었습니다. 이렇게 자폐성장애 자녀의 교육에 정성을 들인 어머니들에게는 공통점이 있었습니다. 운동을 많이 시키고, 맨발로 땅을 밟는 경험을 하도록 만든 것입니다.

사실 아프리카에 자폐아가 한 명도 없지는 않을 것입니다. 몸을 많이 쓰고 자연친화적인 활동을 하면 사회성, 대인관계 능력, 의사소통 능력이 좋아져 자폐성장애의 개선에 도움이 된다는 뜻입니다. 『자폐아는 특별한 재능이 있다』는 맨발걷기 공부에 도움을 주었습니다.

2013년, 간간이 해오던 맨발걷기를 매일 실천하였습니다

대학으로 근무처를 옮기고 조금 여유가 생기자 학교 운동장도 걷고 산길도 걸었습니다. 신기하게도 보름쯤 지나자 몸에 변화가 찾아왔습니다. 맨발걷기를 가끔씩 하는 것과 매일 하는 것은 확연히 달랐습니다.

당시 안구건조증에도 시달려 인공눈물 없이는 일상생활이 힘들었는데 어느 날 연구실 책상 위에 놓인 안구건조증 약을 보고 며칠 동안 한 번도 약을 넣은 적이 없다는 사실을 깨달았습니다. 그날, 그 약은 모두 버렸습니다. 저도 모르는 사이 이명 증세가 줄어들고, 시간이 더 걸렸지만 비문증도 서서히 사라졌습니다.

맨발걷기를 꾸준히 하면서 몸과 마음의 평화가 찾아오고 내 몸의 질병들이 하나둘씩 자연스럽게 나았습니다.

물론 건강한 몸이 되는데 맨발걷기만 100퍼센트 영향을 끼쳤다고 생각하지는 않습니다. 마음을 평화롭게 가라앉히려 애쓰고, 햇빛을 자주 쐬고, 자연식 위주의 식생활을 하는 등 몸을 배려한 생활습관을 가지려고 노력한 덕분도 있을 것입니다. 하지만 비교적 짧은 시간 안에 건강을 회복한 것은 맨발걷기의 영향이 크다고 지금도 믿고 있습니다.

얼마 전 10년 전에 저를 알았던 지인을 오랜만에 다시 만났습니다. 보자마자 그가 감탄사를 연발하였습니다. 어째서 10년이나 지났는데 더 건강하고 젊어졌냐고 야단이었습니다. 그냥 인사말이 아니었습니다. 그때 찍은 사진까지 보여주더군요. 제 눈에도 사진 속 나보다 지금의 내가 훨씬 젊어 보였습니다.

다 맨발걷기 덕분입니다.

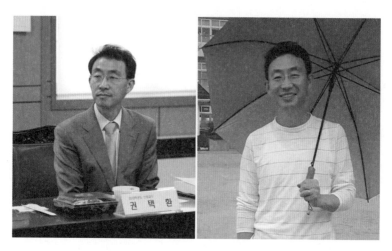

2013년 3월 회의 참석 모습과 2016년 매일 맨발걷기를 하던 때의 모습입니다.

맨발걷기가
만병통치약은 아니지만

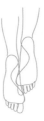

'몸이 천 냥이면 눈이 구백 냥'이라는 속담이 있습니다. 눈은 마음을 보여주는 창으로, 눈이 우리 몸에서 하는 역할이 중요함을 알려주는 말입니다. 그렇다면 발은 몇 냥이나 될까요?

우리 신체의 가장 낮은 곳에서 땅에 닿아야만 하는 발 역시 그 값어치를 논하기 힘들 정도로 중요한 일을 합니다. 눈처럼 발 역시 몸 상태를 알려주는 창입니다. 발을 보면 오장육부(오장 – 심장·비장·폐장·신장·간장, 육부 – 소장·위장·대장·방광·담낭·삼초)의 상황을 알 수 있기 때문입니다.

발바닥이 아프다면 몸이 좋지 않다는 신호입니다
처음에 신발과 양말을 벗고 맨발로 땅을 밟았을 때 발바닥이 아파서 절절매는 사람이 있습니다. 도저히 맨발걷기를 못하겠다고 손사래를 칩니다. 채 5분도 걷지 않았는데 발바닥이 몹시 아프다면 자신이 생각하는 것보다 몸이 더 좋지 않다는 신호일 수 있습니다. 오장육부에 탈이 났을 가능성이 있습니다.

'주인님, 제발 저를 살펴봐 주세요. 지금 저는 몹시 힘이 들어요.'

이렇게 외치는 몸의 애원에 귀를 기울여야 합니다.

맨발로 걷는 것이 많이 힘들다면 조금씩 걸으면 됩니다. 5분, 10분, 20분으로 점차 늘려가면 됩니다. 맨발걷기를 하면 발바닥을 통해 신경, 혈관, 경락이 자극되어 몸 안의 장기가 건강해지면서 발바닥의 통증도 점차 줄어듭니다.

맨발걷기를 하면 아이들은 걷지 않고 뛰어다닙니다. 처음에는 맨발걷기를 한 경험이 없어 두려워하지만 금방 적응합니다. 아이들의 발바닥은 어른보다 훨씬 연약한데도 병이 없으니 발바닥이 아플 리가 없습니다.

발바닥에는 모세혈관이 밀집되어 있습니다. 맨발로 걸으면 모세혈관이 자극되어 혈관이 확장되고 혈류가 증가하면서 온몸에 혈액이 원활하게 흐릅니다. 혈액이 원활하게 흘러야 동맥경화증이 완화되고, 혈압이 정상으로 유지됩니다.

처음에는 맨발로 몇 걸음 걷지 못하던 사람들도 꾸준히 하면 별 어려움 없이 걷게 됩니다. 익숙해지면 뾰족한 돌로 된 지압길도 거침없이 걷습니다. 몸이 그만큼 좋아졌다는 증거입니다.

맨발걷기를 꾸준히 하면 발바닥이 부드러워집니다

10년을 꾸준히 걸은 저의 발바닥을 본 사람들은 모두 깜짝 놀랍니다. 혈액의 흐름이 좋아지면서 굳은살이 줄어들어 반질반질해졌기 때문입니다.

몇 년 전 모 방송국 아침 프로그램에 출연하였습니다.

"영하의 날씨인데도 맨발걷기를 계속하나요?"

"하루도 빠지지 않고 매일 걷습니다."

"발바닥이 갈라지고 굳은살이 박히고 딱딱하게 되었겠네요?"

"제 발은 아기 발 같습니다."

그랬더니 모두 깜짝 놀라면서 발바닥이 궁금하다고 했습니다. 방송 중에 양말을 벗고 발바닥을 보여주었습니다. 맨발걷기 덕분에 제 발바닥도 방송을 탔습니다.

한겨울에도 매일 맨땅을 맨발로 걷는데 저의 발바닥은 건강합니다. 발뒤꿈치가 조금 까칠해지기도 하지만 봄이 되면 허물을 벗듯 없어지면서 다시 부드러워집니다. 발은 내 건강 상태를 그대로 보여줍니다.

저처럼 맨발걷기를 오랫동안 실천하면 발이 분홍색을 띠고 매끈해집니다.

맨발걷기를 본격적으로 시작한 지 10여 년, 좋아진 것이 많습니다

맨발걷기로 발 건강뿐만 아니라 몸 전체 건강도 좋아졌고 안구건

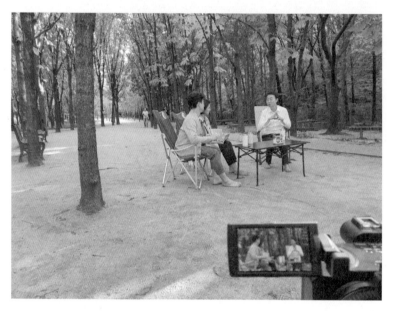

방송 중에 신발과 양말을 벗고 발바닥을 보여주었습니다. 사회자들도 덩달아 자신의
발을 확인해보면서 맨발로 방송을 하였습니다.

조증, 심지어 이명과 비문증도 나았습니다. 이렇게 좋은 맨발걷기의 효과를 알리기 위해『맨발학교』,『맨발교실』,『맨발일기』라는 책도 발간하였습니다. 이 책들에는 병의 치유에 관한 이야기보다 맨발걷기로 자신의 몸과 마음이 건강해지고 자신감이 회복되는 이야기를 주로 담았습니다.

저는 맨발걷기가 암을 치유하고 난치병을 쉽게 해결한다는 글을 잘 쓰지 않습니다. 방송에 나가서 맨발걷기로 암까지 치유할 수 있다고 말하는 것은 누군가에게 자칫하면 희망 고문이 될 수 있기 때문에 매우 조심스럽습니다.

우리의 몸은 하나의 유기체이니 한 곳의 기능이 좋아지면 다른 부위도 좋아집니다. 혈액순환이 좋아지면 신체 이곳저곳의 증세가 함께 완화될 수 있습니다.

맨발걷기가 질병을 개선하고 건강 회복에 크게 기여하는 것은 사실입니다. 대표적인 효과는 세 가지로 무엇보다 뇌가 자극되고, 면역력이 높아지며, 활성산소와 정전기를 줄입니다. 그러나 맨발걷기가 무슨 병이든 다 낫게 하고 모든 환자를 질병에서 벗어나게 할 수 있는 것은 아닙니다.

그래서 저는 맨발걷기를 하면 무엇보다 자신감이 생기고 좋은 생각을 할 수 있다는 이야기를 더 자주 합니다. 간암, 유방암, 위암 환자가 맨발걷기를 하고서는 놀라울 정도로 건강해지는 사례를 저도 접해본 적이 있습니다. 저처럼 이명, 비문증, 안구건조증 증세가 좋아지는 사례는 부지기수입니다. 당뇨, 혈압, 불면증이나 무좀, 소화불량이 개선되는 것 또한 흔한 사례입니다. 맨발걷기가 도움이 될 것이라는 신념, 맑은 공기, 햇빛, 긍정적이고 감사하는 생활 태도, 자연식으로 바꾼 식사 등이 함께 어우러져 병의 치유가 가능했을 것입니다.

특히 자연과 하나된다는 마음으로 맨발걷기를 실천한 덕분이라 여깁니다. 다른 사람들은 맨발걷기를 해서 병이 나았다는데 나는 왜 잘되지 않을까 조바심을 가지지 말고 자연에 맡기고 걸으면 됩니다.

발바닥 자극이
뇌 감각을 활성화시킨다

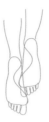

사람은 움직임이 있어야만 뇌가 발달합니다. 움직이지 않고 방 안에 누워 있으면 근육만 줄어드는 줄 알지만 사실은 뇌기능까지 저하됩니다.

인간은 50세가 넘으면 뇌 안의 기억 담당 해마의 부피가 줄어들기 시작하는데 부지런히 걷기를 한 사람은 해마의 부피가 그대로여서 기억력 유지에 도움이 된다고 합니다.

뇌과학이 발달하기 전에는 몸을 쓰면 근육만 좋아지는 줄 알았습니다. 이제는 바뀌었습니다. 몸을 쓰면 뇌도 함께 좋아집니다. 예전에는 '머리가 나쁘면 손발이 고생한다'는 얘기가 있었으나 지금은 '몸을 쓰지 않으면 머리가 고생한다'고 합니다. 몸을 쓰지 않으면 기억력이 떨어지고, 몸을 쓰지 않으면 암기력이 떨어지고, 몸을 쓰지 않으면 우울증과 치매에 걸리기 쉽습니다.

발바닥에는 감각수용체가 더 발달해 있습니다

신발을 신고는 흙의 알갱이를 느낄 수 없으나 맨발이면 금세 알 수 있습니다. 모래인지, 가는 마사토인지, 굵은 마사토인지 바로 느껴집니다. 마른 땅인지, 물기가 있는 땅인지도 알 수 있고 비가 왔는지, 서리가 내렸는지도 압니다. 흙의 상태와 질감이 뇌로 바로 전달되기 때문입니다.

우리 손바닥과 발바닥에는 감각수용체가 특별히 발달해 있다고 합니다. 연구에 따르면 발바닥의 감각 정보가 뇌로 올라가는 속도는 다른 부위의 감각 정보가 뇌로 올라가는 속도보다 수십 배, 수백 배 빠르다고 합니다. 발과 뇌는 몸에서 가장 멀리 떨어져 있지만 사실은 가장 가깝게 연결되어 있는 것입니다.

성인의 뇌는 평균 1.2~1.4킬로그램인데, 양 주먹을 모아서 맞대어 붙이고 엄지가 하늘을 바라보게 했을 때 정도 크기입니다. 아이들의 뇌는 덜 성장하였기에 아이들의 두 주먹만 한 크기입니다.

뇌를 잘 쓰려면 무엇보다 뇌 감각을 깨우기 위해 뇌를 자극하여야 합니다. 뇌를 자극한다고 두개골을 열 수는 없습니다. 어떻게 해야 뇌를 자극할 수 있을까요? 그 방법 중 하나가 맨발걷기입니다.

오른손잡이는 오른손을, 왼손잡이는 왼손을 주로 쓰지만 오른손잡이도 왼손잡이도 걸을 때는 두 발로 걷습니다. 맨발걷기는 뇌를 균형 있게 자극하는 데 효과적입니다. 손의 사용만으로는 부족한 좌뇌, 우뇌의 균형 감각을 맨발걷기가 맞춰줍니다.

발가락 끝 쪽은 특히 뇌 감각의 자극과 밀접합니다. 뒤꿈치를 들고 걸으면 뇌 감각을 깨우는 데 도움이 됩니다. 뒤꿈치를 들기 힘들면 흙 알갱이가 굵은 쪽에서 걷는 것도 좋은 방법입니다. 발바닥 자극이 커지면서 뇌가 시원해지는 것을 느낄 수 있습니다.

맨발로 걸으면 기억력과 암기력이 좋아지고 치매 예방에 큰 도움이 됩니다. 실제로 맨발학교의 한 할머니는 맨발로 1시간씩 걸으면서 시 한 편을 쉽게 외웁니다.

뇌 감각뿐 아니라 몸의 감각도 깨워줍니다. 맨발로 걸어보세요. 시원한 땅을 밟으면 뇌가 맑아지고 머리에서 박하향이 납니다.

하늘과 땅은 멀리 떨어져 있는 것 같지만 사실은 붙어 있습니다. 우리의 뇌와 발도 멀리 떨어져 있는 것 같지만 사실은 밀접하게 연결되어 있습니다. 신발과 양말을 벗고 맨발로 흙을 밟아보세요. 행복한 삶이 펼쳐질 것입니다.

흙 속 다양한 세균과 접하면
면역력이 좋아진다

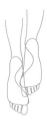

맨발걷기는 흙 위를 걷는 것입니다. 맨발로 맨땅을 걸어야 합니다. 땅을 강조하기 위해 맨발걷기를 '맨땅요법'이라고도 합니다.

흙 1세제곱미터에는 척추동물 1마리, 달팽이 100마리, 지렁이 3,000마리, 곤충과 거미류 5,000마리가 삽니다. 흙 1그램에는 수십억 마리의 미생물도 살고 있습니다. 이런 비옥한 흙이 1센티미터 쌓이는 데 무려 400년이나 걸린다고 합니다. 흙을 만지고 맨발로 뛰어다니면 다양한 세균을 만날 수 있습니다. 오염되지 않은 천연 흙 속의 다양한 박테리아와 접촉하면 면역력이 더 좋아집니다.

다양한 세균과 접해야 생명력이 한껏 피어납니다
411명을 대상으로 한 덴마크 코펜하겐대학교의 연구 결과에 따르면 우리는 장(腸) 안에 다양한 세균을 가지고 있어야 건강하다고 합니다. 다양한 세균과 접촉할수록 면역계는 유용한 세균을 가려내는 학습을 하고, 그렇지 못하면 면역계는 민감하게 반응하여 아토피, 천식 등의 질환을 야기할 수도 있습니다. 그래서 다양한 세균에 노출된 사람이 오히려 알레르기성 질환에 안전하다고 합니다.

흙을 만나는 것이 중요합니다. 손으로 만나든 발로 만나든 상관없습니다. 흙장난으로 만져도 되고, 마당의 풀을 뽑아도 되고, 땅에 꽃과 나무를 심어도 됩니다. 해변가 모래찜질처럼 온몸으로 만나면 금상첨화입니다. 등산도 좋습니다. 등산할 때는 코로 흙을 만납니다. 눈에는 안 보이지만 미세한 흙 알갱이가 코로 들어옵니다. 그런데도 대다수 사람은 흙을 더럽다고만 여깁니다.

맨발걷기를 권할 때 자주 듣는 말이 있습니다

찔릴까 봐 걱정이다.
흙이 더러워서 걱정이다.
남의 시선이 걱정이다.

해보지 않은 일을 하려니 이런저런 걱정이 생기는 것은 당연지사입니다. 그런 걱정을 이기는 길은 직접 해보는 것뿐입니다. 찔릴 것이 걱정이면 낮에 천천히 걸으면 되고, 흙이 더럽다고 생각되면 잘 관리된 학교 운동장에서 시작하면 됩니다. 다른 이의 시선이 부담스럽다면 사람들과 함께하면 됩니다.

지금은 맨발걷기 마니아가 된 사람들도 처음에는 찔릴까 봐, 더러울까 봐, 남이 뭐라 할까 봐 조심스러웠다고 합니다. 하지만 이제 그런 걱정을 전혀 하지 않습니다. 왜일까요? 해보고 제대로 알았기 때문입니다. 실천하면서 자신도 모르는 사이에 가졌던 많은 오해와 편견에서 벗어날 수 있었기 때문입니다.

한겨울 맨발로 공원길을 걸을 때도 다들 한마디씩 했습니다.

"동상 걸리면 어쩌려고요, 발 안 시리세요?"

지나가는 사람들의 시선은 따뜻함보다 걱정의 눈빛이 많습니다. 그분들이 보이는 부담스러운 시선과 부정적인 관심은 나를 돌아보게 만들었습니다.

'나도 함부로 남을 판단하였겠구나. 남의 일에 제대로 모르면서 편견을 가지고 훈수를 두었겠구나.'

그러면서 모르는 사이에 세상의 많은 일에 편견을 가지지 않았는지 반성하고 조금 더 열린 생각을 하려고 마음먹었습니다. 그렇게 하니 타인을 이해하는 폭이 넓어졌습니다.

맨발걷기를 오래 하면 봄, 여름, 가을, 겨울 모두 별 어려움 없이 할 수 있습니다. 단지 해보지 않은 사람들이 걱정을 미리 많이 할 뿐입니다.

생각보다 안전합니다

학교 운동장은 말할 것도 없고 맨발산행을 하더라도 발바닥이 찔리는 경우가 거의 없습니다. 산길을 걷더라도 자연은 부드러움으로 제자리를 지킬 뿐 날카롭게 가시를 세워서 우리를 공격하지 않습니다. 천천히 걸으면 생각보다 안전합니다. 땅이 몹시 더럽거나 위험하다면 산짐승들은 벌써 멸종되었을지도 모릅니다. 맨발로 다니는 산짐승들을 배려한 자연의 섭리입니다.

자연과 인간은 서로 상생하며 안전하게 살게 되어 있기에 인간이 훼손하지 않은 상태의 자연은 위험하거나 오염되지 않았습니다. 동물의 배설물마저도 흙과 비와 바람에 의해 정화됩니다. 신발이 없었던 오래전 자연과 인간은 자연스럽게 공존하며 살아왔습니다.

땅은 더럽지도 위험하지도 않습니다. 맨발로 맨땅을 걷는 것은 부끄러운 일이 더더욱 아닙니다. 예수님, 부처님도 맨발로 다녔습니다.

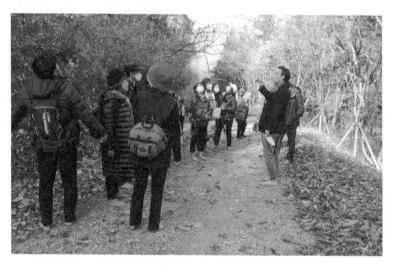

더러워서, 찔릴까 봐 걱정이라며 맨발걷기를 꺼리는 사람이 있습니다. 걸어보면 압니다. 맨발걷기는 생각보다 안전합니다.

접지는 활성산소와
정전기를 없앤다

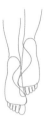

요즘 만병의 근원이며 노화의 주범이라는 활성산소 때문에 다들 난리입니다. 너도나도 활성산소를 없애주는 영양제와 항산화제 식품을 찾아 먹습니다. 그런데 맨발걷기를 하면 활성산소가 자연스럽게 없어집니다.

맨발을 땅에 갖다 대는 접지(earthing, 어싱)를 하는 순간 땅속 자유전자(自由電子, 음이온)가 들어와 체내의 양전하를 띤 활성산소를 중화시키기 때문입니다.

활성산소가 정확히 무엇일까요
활성산소는 한마디로 전자가 불안정한 상태의 산소를 말합니다. 호흡을 통해 우리 몸에 들어온 산소를 에너지 대사에 활용하면서 생기는 부산물이지요. 휘발유를 에너지로 쓴 자동차가 매연을 발생시키는 경우와 같다고 생각하면 됩니다.

활성산소는 우리가 생명 유지 활동을 하는 한 몸속에서 늘 생기는 것으로 숨만 쉬어도 발생합니다. 그런데 과식과 과음, 지나친 운동을 하면 활성산소가 더 많이 생깁니다. 스트레스, 과도한 자외선, 전자파, 몸속 정전기, 인스턴트식품 등도 활성산소를 발생시키는 주범입니다. 현대인은 생활 자체가 활성산소에서 벗어날 수가 없습니다.

사람마다 몸의 역사가 다릅니다. 먹은 게 다르고, 마신 게 다르고, 피운 게 다르고, 스트레스 받은 게 다릅니다. 술을 많이 마신 사람은 간이 약하고, 담배를 많이 피운 사람은 폐가 약합니다. 그런데 활성산소는 그 취약한 곳으로 몰려가 질병을 일으킵니다.

그렇다고 활성산소가 반드시 나쁜 것만은 아닙니다. 적정량의 활성산소는 우리 몸에 있어야 합니다. 활성산소가 체내에 침입한 나쁜 병원체를 공격하는 등 중요한 역할을 하기 때문입니다.

문제는 적정량만 있어야 하는 활성산소가 우리 몸에 너무 많으면 세포막과 세포내단백질, 유전자를 공격한다는 점입니다. 질병의 대부분은 활성산소가 유발한다고 합니다.

활성산소는 무엇보다 우리 몸을 산화시킵니다

산화는 노화를 말하고, 과학적으로는 전자를 뺏긴다는 뜻입니다. 사과를 깎아두면 갈변되는데 사과가 전자를 뺏긴 것입니다. 우리 몸도

전자를 빼앗기면 산화됩니다. 갈변 사과처럼, 녹슨 못처럼 되는 것이지요.

나이가 들면 몸의 항산화 시스템이 젊었을 때처럼 작동하지 않아 산화되기 쉽습니다. 활성산소가 우리 몸의 전자를 가져가도록 방치해서는 안 됩니다. 넘쳐나는 활성산소를 배출해야 합니다.

맨발로 땅을 밟으면 몸속의 활성산소가 땅속의 자유전자와 만나서 줄어듭니다. 땅속에 있는 자유전자는 인위적으로 만든 것이 아니어서 '자연전자(自然電子)'라고도 부릅니다. 그런데 번개 등의 자연환경이 만들어준 천연의 자유전자와 배터리 속의 인위적인 자유전자는 다릅니다. 전자제품에서 발생하는 자유전자는 오히려 해를 끼칠 수도 있습니다.

땅속의 자유전자는 그야말로 자연이 주는 항산화 식품입니다. 자연의 선물인 자유전자를 받으려면 맨발로 땅을 찾아야 합니다. 신발바닥의 고무는 몸과 지구를 단절시키기 때문입니다.

과학이 발달하면서 땅속의 기운, 지기는 땅속의 자유전자를 가리킨다는 것을 알았습니다. 자유전자는 숲에도 많고, 폭포수가 떨어지면서 생긴 물보라에도 풍부합니다. 바닷가 파도가 갯바위에 부딪힐 때도 많이 발생합니다. 그래서 바닷가에서 술을 마시면 덜 취하게 됩니다.

이러한 자유전자를 만나는 접지는 우리 몸에 들어와 엉켜 있던 적혈구를 하나하나 떨어뜨려 혈액의 점도를 낮추어 심혈관계 질환을 개선합니다. 당연히 세포 재생도 빠르게 이루어집니다. 발목 통증, 무릎 통증이 있을 때 맨땅과 접지하면 염증이 개선되는 효과 역시 볼 수 있습니다.

정전기는 만병의 근원입니다

우리 몸에는 전기가 흐릅니다. 전기가 흘러야 숨을 쉬고, 움직이고, 세포 간에 신호를 전달할 수 있습니다. 뇌와 감각기관 간의 상호작용도 전기신호의 전달 과정을 통해 이루어집니다.

흐르지 않는 전기를 '정전기'라고 부릅니다. 정전기는 마찰력 때문에 생기는데 우리 몸의 피가 혈관을 따라 돌면서 정전기가 축적됩니다. 체내 정전기 연구의 대가인 일본의 호리 야스노리(堀泰典)는 저서 『모든 병은 몸속 정전기가 원인이다』에서 신경세포 손상, 끈적한 혈액, 좁아진 혈관, 암세포 생성, 뇌기능 저하, 심근경색, 불면증, 인슐린 분비 감소, 탈모, 아토피 피부염 등은 체내에 쌓인 정전기와 관련이 있다고 말합니다. 이 책의 제목처럼 모든 병은 몸속 정전기가 원인이라는 이야기입니다.

"맨발걷기를 꾸준히 하면 몸속의 정전기가 제거되어 겨울철에 정전기 스파크가 일어나는 것이 줄어듭니다."

맨발걷기 강의에서 제가 자주 하는 말입니다.

만성피로와 두통,
허리 통증을 줄인다

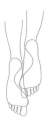

하루 1시간은 꼭 걸어라.

피곤한 날은 2시간 걸어라.

힘들어 쓰러질 것 같으면 3시간을 걸어라.

맨발걷기를 오래 실천한 사람만이 이해하는 문장입니다
하루 왕복 10시간 운전을 하고 출장을 다녀온 날은 운전석에서 내리기도 힘듭니다. 겨우 몸을 추슬러 운동장에 섭니다. 처음에는 걷기가 힘들지만 천천히 맨발로 걷다 보면 몸이 회복되어 자세가 좋아지고 발걸음에 힘도 들어갑니다.

땅속의 자유전자가 내 몸에 들어와 온종일 쌓인 몸 안의 탁기를 없애주기 때문입니다.

맨발걷기는 에너지 충전의 시간입니다

힘든 날은 1시간으로 부족합니다. 피곤한데 들어가서 쉬지 않고 2시간을 걷는다고 했을 때 아무도 제 말을 믿지 않았습니다. 그런데 지금은 많은 사람이 저처럼 걷습니다. 3시간을 걷고 나면 조금 전까지 피곤에 찌들었던 몸이 완전히 달라집니다. 그날 쌓인 피로를 빼고 숙면을 취하면 다음 날 생기 있게 다시 시작할 수 있습니다.

보고서를 마무리해야 하는데 계속되는 과로에 힘이 들어 도무지 집중이 되지 않을 때 이래서는 안 되겠다 싶어 밤 10시쯤 집 근처 운동장으로 맨발걷기를 하러 나갔습니다. 그렇게 2시간을 걷고 집으로 돌아오니 덮었던 노트북을 다시 열 힘이 생겨 하던 일을 마무리한 적이 있습니다.

'피곤하면 더 걸어라.'

맨발걷기의 또 다른 비밀입니다.

나가서 걷는 것만으로 뇌에 산소가 공급됩니다

텔레비전에서 두통에 좋다는 약 광고를 자주 볼 만큼 많은 현대인이 두통에 시달립니다. 우리 몸에서 산소에 가장 민감한 곳이 뇌세포입니다. 뇌세포에 산소가 공급되지 않으면 몇 분 안에 죽지요. 두통이나 편두통이 있다는 것은 '주인님, 뇌에 산소를 보내주세요'라는 신호입니다. 빨리 밖으로 나가서 걸어보세요.

저도 연구실에서 늦게 퇴근하는 날이면 머리가 아플 때가 있습니다. 운동장으로 가서 맨발로 걷다 보면 씻은 듯이 통증이 사라집니다. 맨발로 걸으면 혈액순환이 더 빨라지며, 뇌에 산소 공급이 많이 되어 두통 개선에 도움이 됩니다.

간간이 뒤꿈치를 들고 걸어도 좋습니다. 천천히 뒤꿈치를 들고 걷다가 내려서 걷고, 또 뒤꿈치를 들고 걷다가 힘들면 내리고, 이것을 반복하면 뇌의 피로가 빨리 풀립니다.

저는 속이 불편하거나 두통이 있는 날이면 일부러 자극이 더 되도록 흙 알갱이가 굵은 쪽으로 가서 걷습니다.

아프다면 의사의 충고를 떠올리며 안전하게 걸으세요

의사는 허리가 아프거나 무릎이 안 좋은 사람에게 맨발로 걷는 것을 권유하지 않습니다. 허리나 무릎의 기능이 약한 경우는 신발의 완충 없이 바로 충격이 전달되어 허리나 무릎에 부담을 주기 때문입니다.

당뇨 환자 역시 어딘가에 찔려서 상처가 생기면 아물지 않기 때문에 맨발걷기를 못하게 하지요.

이런 경우는 평평하고 흙이 잘 골라져 있는 곳에서 천천히 걸어야 합니다. 그냥 맨발로 맨땅을 밟고 서 있는다는 느낌으로 시작하세요. 조심스럽게 한 발짝씩 내디뎌보세요.

평생 꿈이었던 채소도 심고 꽃도 가꿀 수 있는, 마당 있는 집을 마련한 친구를 오랜만에 만났습니다. 이야기를 나누다 보니 고혈압, 당뇨로 오랫동안 약을 먹는다고 하였습니다. 친구에게 잘 정리한 마당에서 맨발걷기를 해보라고 권했습니다. 꽃을 심을 때도, 채소를 가꿀 때도, 나무에 물을 줄 때도, 잡초를 뽑을 때도 맨발로 하라고 하였습니다. 어차피 하는 일인데 단지 맨발로 하면 된다고 알려주었습니다. 이후 그 친구가 당뇨약을 끊고, 허리 협착증이 개선되고, 무릎이 좋아졌다며 고맙다는 전화를 걸어왔습니다.

저도 주말이면 흙 마당이 있는 집에서 지냅니다. 설계를 직접 하고, 일부러 황토 벽돌을 구해서 지은 작은 시골집입니다. 꽃도 심고 나무도 심었습니다. 저는 그 마당에서 맨발로 다닙니다. 맨발걷기를 실천하는 사람들은 흙 마당을 가진 저를 부러워합니다.

제가 처음 맨발걷기 책을 만들 때 당시 출판사 사장님은 제 원고를 읽고 그날부터 맨발걷기를 시작했습니다. 지금은 당뇨약을 끊고 맨발학교에서 여전히 열심히 걷습니다.

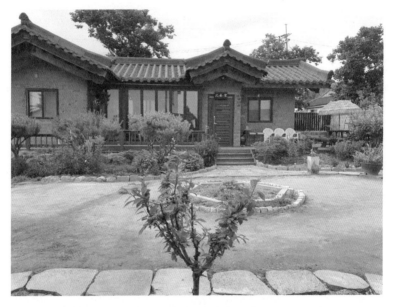

자그마한 마당이 있다면 맨발걷기를 쉽게 할 수 있습니다. 손수 흙을 고르고 꽃과 나무도 가꾸면서 마당에서 서성이며 시간을 보내는 것, 그게 바로 맨발걷기입니다.

평발이 개선되고
배숨을 쉰다

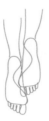

처음에 맨발걷기를 하면 방귀가 뿡뿡 나옵니다. 낯선 사람과 걸을 때
는 부끄러울 정도이지요. 맨발걷기로 장이 풀리면서 위장, 소장, 대
장이 좋아진다는 증거입니다. 그러면서 호흡이 더 길어집니다.

　장이 제대로 활동하지 못해 소화가 안 되면 머리가 무겁고 온몸이
축축 처지면서 힘듭니다. 최근 뇌과학이 발달하면서 장을 제2의 뇌
라고도 합니다. 맨발로 걸어보세요. 장이 풀리고 소화가 잘되면서 더
불어 머리가 맑아집니다. 몸까지 가뿐해집니다.

아이들의 평발도 개선됩니다
우리 몸에서 발바닥 표면적이 차지하는 비율은 겨우 2퍼센트 정도
입니다. 이 발바닥이 우리 몸 전체를 지탱합니다. 그래서 조물주는

발에 뼈를 많이 넣어 아치를 만들어주었습니다.

평발이면 우리 몸의 하중이 그대로 내려와서 쉽게 피로감을 느낍니다. 평발을 가진 아이는 다른 아이보다 빨리 피곤해져 공부하는 데 불리합니다. 성인의 경우라면 직장에서 퇴근하면 동료들보다 더 많은 피로감을 느끼겠지요. 장기간 행군 역시 어려워 예전에는 평발인 남성은 군대도 가지 않았습니다.

그런데 요즘 생활환경이 문제입니다. 아기들은 보행기를 이른 나이부터 사용하고, 조금 크면 아파트 층간소음 때문에 부드러운 매트 위에서만 생활합니다. 땅을 밟아본 경험이 거의 없습니다. 신발도 아주 폭신한 것만 신습니다. 후천적으로 평발이 되는 원인 중 하나입니다.

아이들을 맨발로 생활하게 하였더니 평발이 개선되었다는 일본 유치원의 사례가 있습니다. 어른은 맨발로 걷는다고 평발이 빨리 개선되지 않지만 아직 뼈가 유연한 아이들은 교정하기 쉽습니다.

배숨을 평생 쉰다면 누구나 백수를 누릴 수 있습니다

사람은 태어나면 배우지 않아도 모두가 배숨, 즉 복식호흡을 합니다. 자라면서 점점 호흡은 위로 올라옵니다. 생각이 많아지고 스트레스가 쌓이면 호흡이 어느새 가슴으로 올라옵니다. 대다수 현대인은 가슴숨을 쉽니다.

가슴숨은 배숨보다 한 호흡의 길이가 짧습니다. 호흡의 길이가 짧아질수록 우리의 수명이 짧아집니다. 장수하기 어렵습니다. 가슴숨이 위로 올라가면 목으로 숨을 쉽니다. 이러면 호흡의 길이가 더 짧아집니다. 죽을 때는 목으로 깔딱깔딱 숨을 쉽니다. 그래서 우리는 사람이 죽으면 목숨이 끊어졌다고 합니다. 가슴숨이 끊어졌다는 말은 없습니다. 배숨이 끊어졌다는 말도 없습니다. 죽을 때는 결국 목숨이 끊어지는 것입니다.

산책하거나 명상을 하면 호흡이 차츰 안정을 찾고 목숨은 가슴숨으로 내려가고, 가슴숨은 배숨으로 내려갑니다. 한 호흡의 길이도 길어집니다. 호흡이 길면 우리 몸에 정전기도, 활성산소도 적게 만들어집니다.

맨발로 걸으면 호흡이 더 길어집니다. 맨발로 산에 올라 자신의 호흡에 집중해보세요. 신발을 신었을 때보다 숨이 덜 가쁘고 편안합니다.

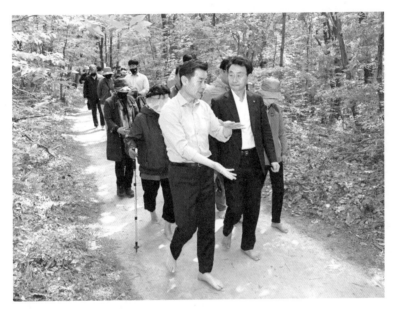

최근 전국 곳곳의 지방자치단체에서는 아름다운 맨발걷기 길을 조성하고 있습니다. 덕분에 많은 사람이 맨발걷기로 몸과 마음의 건강을 회복하는 데 큰 도움을 받고 있습니다. 울산광역시 중구(중구청장 김영길) 황방산 도심 속 숲길 맨발걷기장은 주말이면 수천 명의 시민들이 찾아와 맨발로 걷고 있습니다.

내 몸 안에 잠든
의사를 깨워라

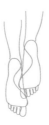

우리 모두에게는 스스로 자신을 치유할 자연치유력이 있습니다. 의사나 약사를 만나지 않더라도 내 몸에 있는 병을 내 스스로 치유하는 능력이 바로 자연치유력입니다. 의학의 아버지라 불리는 히포크라테스(Hippocrates)는 '인체의 자연치유력 또는 면역력을 키워주는 것이 의학의 기본'이라고 하였습니다.

자연치유력의 회복은 잃어버렸던 건강 주권을 되찾는 일입니다. 세상에서 내 몸과 마음 상태를 가장 정확하게 아는 사람은 자기 자신입니다. 그러므로 내가 내 몸의 주치의이고 내 마음의 주치의입니다.

약과 병원에만 의존하지 말고 자연치유력을 키워 자신의 건강과 행복을 스스로 창조하는 사람이 되어야 합니다.

몸을 배제한 온전한 자립은 불가능합니다

내 집, 내 차를 마련하기 위해서는 무한노력을 경주하면서 귀한 내 몸은 어떻게 돌보고 있나요? 내 몸의 주인이 내가 맞나요? 다 큰 자녀의 독립은 그렇게 바라면서 내 몸은 독립적으로 관리하며 살아가는가요?

내 몸은 내 의지와 내 꿈, 내 영혼이 담긴 곳입니다. 신발을 벗고 두 발을 흙 위에 가만히 내려놓은 다음 내 몸에 집중해보세요. 발바닥으로 느껴지는 지구의 심장 소리를 듣고 내 몸과 지구가 하나되는 순간을 느껴보세요. 그 순간 몸이 반응합니다. 거대한 에너지를 가진 지구와 공명합니다. 몸이 바로 서는 순간입니다.

자연의 순리에 내 몸을 맡겨야 합니다. 좋지 않은 생활습관은 안 바꾸고 내 몸의 건강을 타인에게 맡겨버리면서 몸의 자립을 꿈꾸는 것은 독립하겠다고 선언한 자녀가 부모에게 경제적인 지원은 끊지 말아달라고 요구하는 것과 같습니다.

전염성이 강한 바이러스를 두려워하는 이유는 퇴치할 정확한 치료법이 없어서입니다. 눈에 보이지도 않는 바이러스 앞에서 속수무책 당황하는 우리는 과연 자립한 인간일까요? 바이러스가 아무리 창궐해도 바이러스를 이겨낼 치유력을 키우면 건강하게 살 수 있다고 전문가들은 입을 모아 말합니다. 자연치유력을 높이는 가장 좋은 방법 중의 하나는 자연친화적인 생활습관입니다.

'소 잃고 외양간 고친다'는 속담이 있습니다. 이 속담은 어떤 일에 실패한 후에는 아무리 뉘우쳐도 소용없다는 뜻으로 흔히 쓰입니다. 하지만 그렇다고 외양간을 고치지 말아야 하는 걸까요? 소를 잃어서 우왕좌왕하는 이때가 어쩌면 외양간을 고칠 기회가 아닐까요? 소를 잃고도 외양간을 고치지 않는 어리석음을 범하지 맙시다.

맨발로 맨땅을 밟아보세요. 그리고 오롯이 자신의 힘으로 한 발자국, 한 발자국을 내디디면 자립할 수 있습니다. 늦지 않았습니다. 맨발걷기로 우리 몸의 자연치유력을 높이세요.

건강하려면 두 가지를 잘 먹고, 한 가지를 몸에 지녀야 합니다
바로 음식을 잘 먹어야 하고, 마음을 잘 먹어야 하고, 좋은 생활습관을 몸에 지녀야 합니다. 매일 맨발걷기를 하더라도 술 마시고, 담배 피우고, 정크푸드를 많이 먹으면 당연히 질병은 찾아옵니다. 매일 맨발걷기를 하더라도 나쁜 마음을 먹고 남을 음해하면 몸이 좋아질 리가 없습니다. 선한 마음을 먹는 것이 맨발걷기를 하는 것보다 더 중요합니다.

깨달음을 얻어서 몸과 마음이 건강해지는 경우도 있습니다. 우주와 공명하거나 절대적인 신념으로 질병을 이겨낸 사람도 있고, 신앙의 힘으로 병을 고치는 사람도 있을 수 있습니다.

예수님, 부처님처럼 세상을 구할 큰 깨달음은 아닐지라도 내 몸과 마음을 바로 살피는 깨달음조차도 얻기 어려운 게 현실입니다. 그래서 맨발걷기를 해보라는 것입니다. 맨발로 걷다 보면 선한 마음이 생기고, 맨발로 걷다 보면 음식도 자연친화적으로 먹게 됩니다. 꾸준히 걸으면 자신의 몸과 대화하면서 마음의 변화가 일어나기 때문입니다. 제가 맨발걷기를 하고 얻은 것은 이러한 깨달음입니다.

24절기의 시작은 입춘입니다. 입춘은 '입춘(立春)'이라고 씁니다. 입춘(入春)이 아닙니다. 봄마저도 저절로 다가오는 것이 아닌 두 발로 우뚝 서서 우리를 찾아옵니다. 두 발로 당당히 흙을 밟고 서서 떳떳하고 건강한 지구인으로, 자립한 인간으로 살아갑시다.

내 몸의 주치의는 바로 나입니다. 내 몸 안에 잠든 의사를 깨우면 됩니다.

'맨'에는 힘이 있다

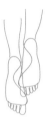

다른 것은 섞이지 아니하고 온통

'맨'을 국어사전에서 찾아보면 이렇게 설명되어 있습니다. 우리는 악수할 때 장갑을 벗고 맨손으로 합니다. 오랜 친구와 격의 없이 대화하고 싶을 때는 맨가슴으로 만나야 합니다. 맨주먹으로 출발하여 자수성가한 사람들을 우리는 성공했다고 이야기합니다. 양념을 전혀 쓰지 않고 간도 하지 않은 맨밥은 매일 먹어도 싫증이 나지 않습니다. 맨밥을 입에 넣고 꼭꼭 씹으면 참 답니다. 맨밥의 힘입니다.

맨발도 그렇습니다. 군대에 간 막내아들이 첫 휴가 나온 날, 맨발로 뛰어나가 맞이하는 어머니의 마음처럼 '맨'에서는 간절하고 순수한 힘이 느껴집니다.

진리는 단순합니다, 복잡하지 않습니다

『성경』의 「창세기」에 보면 하느님은 인간을 흙으로 만들었습니다. 금도 아니고 은도 아니고 이슬도 아니고 화강암도 아닙니다. 흙으로 사람을 지으시고 생기를 불어넣었습니다. 왜 하필이면 흙일까요?

절에 가면 미래의 부처인 미륵부처님이 의관을 잘 갖추고 맨발로서 계십니다. 우리가 접하는 그림 속의 예수와 붓다는 거의 맨발입니다. 인간이 맨발로 땅 위를 걸으며 살아야 하는 것은 단순한 진리입니다.

인류는 긴 세월 동안 땅 위에서 흙과 하나되어 살아왔습니다. 수십만 년, 수백만 년 전부터 맨발로 걸었습니다. 100여 년 전까지는 하루에 평균 3만 보씩 걸어 다녔습니다.

고층 아파트와 자동차로 지금처럼 흙에서 멀어진 것은 고작해야 50여 년에 불과합니다. 그럼에도 지금 우리는 '맨발로 흙길을 걷자'라는 것을 설명하고 이해시켜야 하는 시대에 살고 있습니다. 흙은 햇빛과 공기처럼 원래부터 같이 있었습니다. 없으면 우리가 생존할 수 없는 게 진리입니다.

흙을 가만히 보세요. 흙에 뿌리를 둔 생명은 봄이 오면 죽은 듯 보이는 가지에서 새잎을 틔우고, 작은 씨앗 하나를 흙 속에 묻어두면 신기하게 싹이 나고 꽃이 피고 열매를 맺지 않습니까?

가끔은 흙과 하나되어 걸어보세요. "다른 것은 섞이지 아니하고 온통"이란 뜻의 '맨'으로 지구와 친구가 되어보세요. 새싹이 나고 자

라는 것처럼 흙을 만난 우리의 몸과 마음이 어떻게 변하는지 느껴
봅시다.

건강하려면 천기, 지기, 인기가 골고루 필요합니다
생태적인 삶을 살아야만 내 삶의 주인이 되어 세상과 더 건강하게
관계 맺을 수 있습니다.

하늘에서 천기(天氣)를 받고, 땅에서 지기(地氣)를 받고, 사람에게서
인기(人氣)를 받습니다. 천기는 지구 고유 주파수, 지구의 맥박을 말
합니다. 지기는 땅속의 자유전자를 말합니다. 인기는 지구상에 존재
하는 동·식물을 포함한 모든 생명체의 에너지입니다. 인간은 지구
고유 주파수와 땅속의 자유전자를 만나고, 생명체에서 나오는 에너
지와 공명해야 건강하게 살아갈 수 있습니다.

틈틈이 밖으로 나가서 호흡해 천기를 받고, 땅에서 지기를 받고,
나무도 만나고 꽃도 만나고 친구도 만나서 인기를 받아야 건강하게
살 수 있습니다.

흙으로 나가서 발을 내밀어보세요. 자연은, 지구는, 우주는, 나의
맨발을 환영해줄 것입니다.

'맨'에는 힘이 있습니다.

면역력을 길러주는 흙, 더러운가

우리 몸속의 장기방어 시스템은 적이 들어오면 싸울 만반의 준비가 되어 있다. 그런데 그전에 누가 적인지 학습할 기회가 필요하다고 한다. 즉 적을 조금씩 미리 접해두어야 나중에 대량으로 들어와 병을 일으키려고 할 때 효율적으로 물리칠 수 있다. 미리 큰 병에 대비해 예방접종 주사를 맞는 이치도 이와 같다.

자연스럽게 세균과 접촉할 기회를 가져야 한다

자연스럽게 세균과 접하는 환경은 바로 흙을 만나는 환경이다. 더 나아가 순수한 흙에는 유해균보다 유익균이 더 많다. 흙 속의 대표적인 유익균은 마이코박테리움 백케이(Mycobacterium vaccae)인데 이 박테리아가 우리 몸에 들어오면 행복 호르몬인 세로토닌이 만들어진다. 설탕을 먹으면 달고 소금을 넣으면 짠 것처럼 세로토닌이 나오면 행복해진다.

어린 시절 흙투성이가 되어 놀면서도 건강하고 행복했던 것은 놀라운 일이 아니다. 흙에서 놀았던 쥐들이 그렇지 않은 쥐들보다 미로 찾기에서 불안해하지 않고 더 잘 빠져나간다는 연구 결과도 있다.

『차라리 아이에게 흙을 먹여라』라는 제목의 책이 있다. 세계적인 미생물 과학자들이 썼는데 아이들의 평생 건강은 장내 미생물이 결정하고, 아이들에게 물려줄 최고의 유산은 돈이 아니라 면역력이라는 내용이다.

지구온난화 시대에 어떤 미생물이 새롭게 우리 건강을 위협할지는 아무도 모른다. 면역력을 기르기 위해서는 흙과 친하게 지내야 한다. 흙을 두려워하지 말자. 황토를 물에 타서 가라앉힌 다음 흙 속의 좋은 성분을 마시는 지장수(地奬水)도 있지 않은가. 먹지는 못할망정 흙길에서 걷기라도 하자.

흙이 더럽다고 하는 사람에게 묻고 싶다
"운동장 흙을 담은 그릇과 당신의 신발 중 어느 쪽의 냄새를 맡을 것인가?"

대다수 사람이 흙을 택한다. 코는 흙을 택하면서 발은 왜 굳이 신발만을 택하는가? 생각을 바꾸면 다른 세상이 열린다.

흙에서 놀기만 해도 아토피가 치료되는 사례가 있다. 일본의 몇몇 유치원에서는 흙에서 놀게 하고 진흙탕에서 뒹굴게 하는 활동을 시키자 아토피, 천식, 분노조절장애, 주의력결핍 과잉행동장애(ADHD)가 개선되었다고 한다.

흙을 두려워하지 마라. 진정한 위생교육은 더러울까 봐 자연을 멀리하는 것이 아니고 자연에서 마음껏 뛰어놀고 깨끗하게 씻는 것이다.

아이들의 신발이나 옷에 흙이 조금만 묻어도 엄마가 달려가서 털어준다. 그러니 아이들은 흙이 묻으면 큰일 나는 줄 알고 자란다. 흙 속에 있는 좋은 박테리아를 만날 기회를 잃고 자연친화적인 활동과도 멀어지게 만드는 것이다.

우리는 언제부터 이렇게 흙을 원수처럼 여겼을까? 유럽의 선진국 아이들은 어릴 때부터 흙놀이를 즐기고 숲 유치원에서 자라는데 우리 아이들은 전자기기와 가까이하면서 주로 실내 공간에서만 머문다. 우리 아이들의 미래가 걱정되지 않을 수 없다.

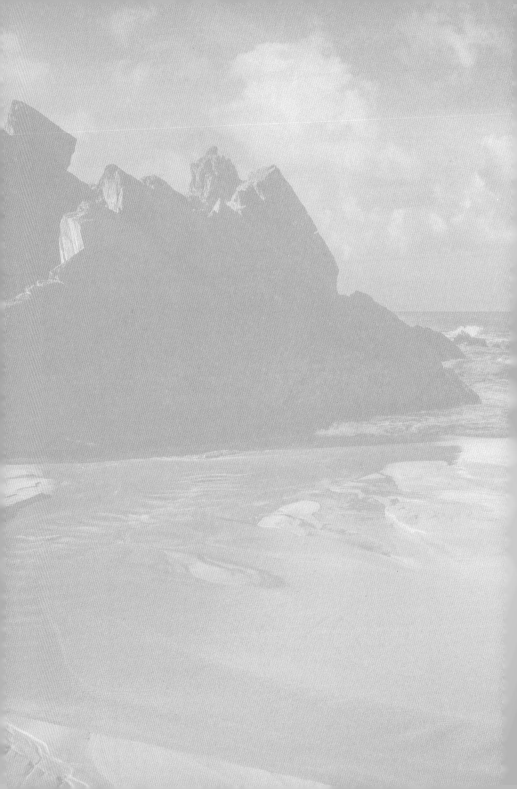

PART

02

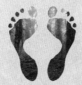

맨발걷기,
어떻게
해야 하는가

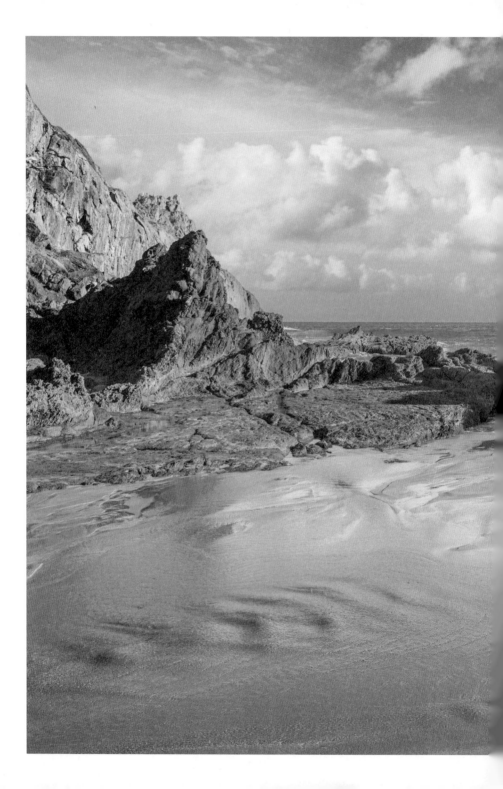

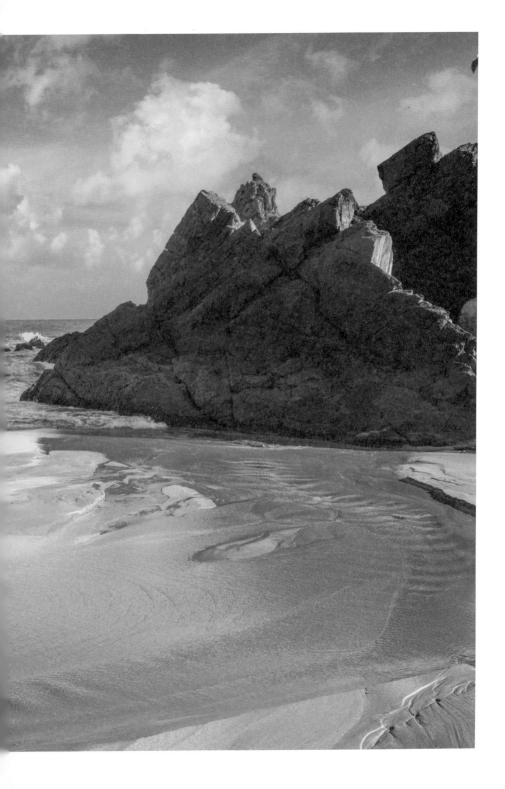

맨발걷기의 가장 좋은 방법은
그냥 맨발로 걷기다

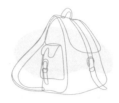

"맨발걷기는 어떻게 하면 되나요?"

"신발과 양말을 벗고 걸으면 됩니다."

"신발과 양말을 벗고 나서는 어떻게 해야 하나요?"

"그냥 걸으면 됩니다."

"다른 특별한 방법은 없나요?"

많이 들어온 질문이고 답입니다. 맨발걷기를 어렵게만 생각하고 뭔가 준비를 해야 하는 것 아닌가 고민하면 시작을 할 수가 없습니다.

맨발걷기에는 반드시 이렇게 걸어야 한다는 원칙이 없습니다
특별한 방법이나 원칙을 찾다 보면 우리도 이야기 속 지네처럼 되기 쉽습니다.

한 동물 친구가 지네에게 물었다.
"지네야, 너는 걸을 때 어느 쪽 다리부터 걷기 시작하니?"
별 탈 없이 잘만 걸어 다니던 지네는 친구의 질문을 받고 나서부터 생각이 많아졌다. 걸을 때마다 어느 쪽 다리부터 내밀어야 하는지 신경을 쓰다 보니 아예 발이 엉켜서 걸을 수조차 없었다.

고민에 빠진 수염 할아버지 이야기도 있습니다.

손자가 할아버지께 물었다.
"할아버지는 주무실 때 수염을 이불 안으로 넣나요, 이불 밖으로 꺼내놓나요?"
손자의 질문을 받은 할아버지는 그날 이후 수염을 이불 밖으로 꺼내니까 추운 듯하고 이불 안으로 넣으니 답답해서 잘 수가 없었다.

이처럼 불필요한 정보를 너무 많이 주면 주객이 전도되기 쉽습니다. 그냥 걸으면 됩니다.
어떤 이는 이렇게 말하기도 합니다.
"눈은 항상 앞을 보고, 시선을 멀리 두고 걸어라."
이런 정보들이 오히려 맨발걷기를 방해하기도 합니다. 생각해보

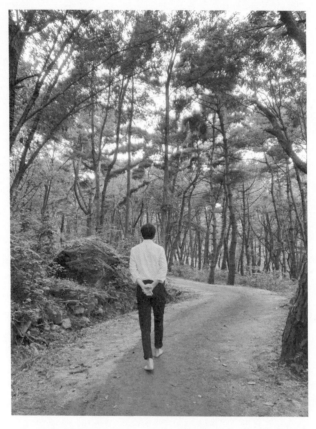

맨발걷기의 핵심은 그저 맨발로 걷는 것입니다. 자신이 처한 상황에 맞게, 주변 환경에 맞추어 걸으면 충분합니다. (경북 칠곡 가산수피아)

세요. 산에 가서 이렇게 걷다가는 발을 다칠 수도 있습니다.

평평한 운동장이면 허리를 펴고 팔도 힘차게 흔들고 때에 따라서는 뒤꿈치를 들고 걸어도 좋습니다. 그러나 경사진 산길이나 어두운 곳에서는 조심해야 합니다. 결국 상황에 맞게 안전하게 걸어야 합니다. 하다 보면 자신만의 감각을 기를 수 있습니다. 자신의 몸에 관심을 가지면서 걸으세요.

맨발걷기의 핵심은 최대한 맨땅과 맨살이 만나는 것입니다

초보자들이 맨발걷기를 하다 보면 주변 사람들에게서 온갖 정보를 접합니다. 이 사람은 이렇게 해라, 저 사람은 저렇게 해라 조금씩 다른 말을 합니다. 그러다 보니 시작부터 괜스레 불안한 마음이 일어납니다. 저도 많은 사람에게 맨발걷기 정보를 주고 있지만 늘 조심스럽습니다. 최대한 보편적인 정보를 제공하려고 애쓰지만 그 정보를 모든 사람에게 다 적용할 수는 없습니다.

암 환자가 있습니다. '당신은 암에 걸렸습니다. 그래서 이런 과정으로 치료 과정을 진행하려고 합니다'라고 말해주면 치유에 도움이 되는 사람이 있습니다. 하지만 어떤 사람은 자신이 암 환자라는 것을 아는 순간 급격하게 몸이 나빠지기도 합니다.

이처럼 같은 정보도 상대에 따라서 전달하는 방법과 시기가 달라야 합니다.

맨발걷기 초보자라면 딱 하나만 기억하세요. 맨발걷기의 핵심은 최대한 맨땅과 만나는 것입니다. 그래서 양말을 신고 걸어도 되냐는 질문에 늘 이렇게 대답합니다.

"심리적 안정을 위해서는 그래도 되지만 맨발로 걷는 것이 더 좋습니다. 양말을 신고 싶으면 양말 바닥에 구멍을 내어 발이 땅과 연결되게 하면 좋겠지요."

얼마나 자주,
어떤 마음으로 걸어야 할까

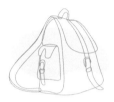

탁자에 커피를 쏟거나 식탁에 간장을 엎질렀을 때 금방 닦으면 깨끗하고 쉽게 흔적이 사라지지만 '나중에'라고 미루어두면 잘 닦이지 않습니다. 칼로 긁어내야 할 수도 있고, 그러다 잘못하면 유리에 흔적이 남기도 합니다. 흰 셔츠에 음식물이 묻었을 때 바로 씻으면 얼룩을 지울 수 있습니다. 묵혀두면 온갖 방법을 써도 잘 없어지지 않습니다.

몸도 마찬가지입니다.

맨발걷기는 가능하면 매일 하는 것이 가장 좋습니다
"일주일에 며칠이나 걸어야 하나요?"

이렇게 묻는 사람들에게는 흙 속의 좋은 박테리아를 매일 만나는 것이 좋다고 답해줍니다. 그날 생긴 몸속의 탁기와 활성산소를 맨발 걷기를 통해 즉시 빼주는 것이 좋습니다.

눈을 뜨고 숨을 쉬고 하루를 보내는 동안 우리 몸에는 활성산소가 생기기 마련입니다. 몸속에서 정전기도 발생합니다. 그날 생긴 쓰레기는 미루지 말고 치워야 집 안이 깨끗한 것처럼 그날 생긴 독소는 바로 빼주어야 합니다.

맨발학교에서는 매일 맨발걷기 실천을 권장합니다. 자신을 위해 매일 나가 맨발로 땅을 밟으면 우리 몸을 깨끗하게 세탁한 옷처럼 유지할 수 있습니다. 깨끗한 옷은 보기에도 좋습니다. 맨발걷기를 매일 하는 사람은 얼굴이 환해지는 것을 느낄 수 있습니다.

매일 걷는 것이 가장 좋고, 안 되면 일주일에 3~4회, 그것도 안 되면 주말이라도 꼭 걸어보세요. 이 세상에서 가장 정직한 것이 우리의 몸입니다. 세상이 나를 속일지라도 몸은 절대 나를 배신하지 않습니다. 걷는 만큼 정직하게 내 몸에 기록됩니다.

우리 몸은 저울과 같습니다. 좋은 저울은 조절 나사의 0점이 유지되어야 합니다. 0점이 왔다 갔다 하면 저울로 쓸 수가 없습니다. 매일 걸으면서 나의 저울이 최대한 0점을 유지하도록 노력해야 합니다. 저울을 자주 점검하지 않으면 어느새 엉망이 되고 맙니다. 너무 방치하면 저울을 해체해서 다시 0점을 맞추어야 할지도 모릅니다. 우리 몸도 망가진 저울처럼 수술하는 일이 없도록 매일 점검하는 것이 가장 좋습니다.

'가능하면 매일 걷는다', 이것이 최고의 맨발걷기 방법입니다. 제가 매일 걷는 이유이기도 합니다.

신발만 벗는다고 맨발걷기가 아닙니다

자연을 받아들이는 낮은 마음의 준비가 필요합니다. 맨발로 구도의 길을 걸었던 부처님처럼, 십자가를 메고 맨발로 골고다 언덕을 오른 예수님처럼 묵묵히 걷는 것입니다. 온갖 잘난체하는 마음과 부끄러워하는 마음은 다 내려놓으세요. 나를 돌아보고 자연에 감사하며 걸으세요.

그것이 대한민국 맨발학교가 꿈꾸는 맨발걷기 문화입니다.

맨발걷기를 꾸준히 실천하는 수녀님이 계십니다. 조용히 맨발로 걸으면서 묵주기도를 하는 뒷모습을 보면 함께 경건해집니다. 자연을 거스르지 않고 자연이 되어가는 것, 맨발걷기의 숨은 매력입니다.

자연의 모습을 닮은 겸손한 맨발걷기를 실천해야 합니다

맨발걷기로 몸의 건강이 어느 정도 회복되면 첫걸음의 겸손함을 잊어버리기 쉽습니다. 늘 경계해야 합니다. 맨발을 내려놓을 때마다 내 발을 받아준 땅에, 우주에 감사를 드립니다. 맨발로 만난 해와 달, 바람과 별, 꽃과 나무에게도 감사의 마음을 잊지 않습니다. 정성껏 만든 해독주스보다 더 좋은 해독주스는 감사의 마음입니다.

맨발걷기를 하고 나서 돌아오면 물로 씻습니다. 깨끗이 씻고 닦

아주면서 가장 낮은 곳에서 평생 나를 받쳐준 발에게 감사의 마음을 전합니다.

"고맙다, 내 발아. 내일도 잘 부탁한다."

"발이 말을 듣는 것도 아닌데 아이고, 좀 쑥스럽네요" 하고 말하는 사람에게는 우리 발이 말을 알아듣는다고 이야기해줍니다.

발이 말을 알아듣는다고요? 너무 많이 들어 식상할 수도 있겠지만 '황희 정승과 검정소' 이야기를 해보겠습니다.

길을 가던 황희 정승이 두 소와 함께 밭을 갈고 있는 농부에게 큰 소리로 물었다.

"이보게, 검정소와 누렁소 중 어느 소가 더 일을 잘하는가?"

농부가 그 질문을 듣고 밭에서 나와 황희 정승에게 가까이 다가왔다. 그러고는 조심스럽게 귓속말로 누렁소가 더 잘한다고 답했다.

"아니, 그냥 밭에서 대답하면 될 것을 여기까지 나와서 굳이 귓속말로 할 필요는 없지 않는가. 소가 사람 말을 알아듣지도 못하는데…"

"아닙니다. 미물인 소도 다 알아듣기 때문에 일을 못한다는 말을 들으면 검정소가 의기소침할 수 있습니다."

저는 이 이야기를 참 좋아합니다. 우주가 모두 연결되어 있음을 보여주기 때문입니다.

모든 생명은 연결되어 있습니다. 사람과 사람, 사람과 다른 생명체, 더 나아가 돌, 물, 바위 같은 무생물까지도 연결되어 있습니다. 내 발도, 장기도 당연히 연결되어 있습니다. 우리가 맨발로 땅을 밟으면 지구와 연결됩니다. 그러면 땅도 우리 집 강아지처럼 내가 좋아하는 줄 알고 나에게 보답합니다.

어떤 땅에서 걷는 것이
가장 좋을까

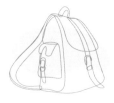

"마사토가 좋습니까?"

"황토가 좋습니까?"

"바닷가 모래가 좋습니까?"

맨발걷기를 어디서 하면 좋으냐고도 많이들 물어봅니다.

제가 직접 경험하고 또 여러 책을 살펴본 결과 마사토를 걷든, 황토를 걷든, 바닷가 모래를 걷든 맨발걷기의 효과를 다 볼 수 있었습니다. 어느 흙이 더 좋다고 말할 수 없습니다. 뇌 감각이 깨어나고, 면역력이 높아지고, 몸속 활성산소와 정전기가 줄어듭니다. 다 좋습니다. 마사토, 황토, 바닷가 모래가 저마다의 장점을 가지기 때문입니다.

모든 땅에는 그 땅만의 장점이 있습니다

접지 효과 측면에서 보면 몸속의 활성산소를 잘 빼주는 바닷가 모래가 좋습니다. 뇌 감각을 깨워서 치매를 예방하는 데는 마사토가 좋습니다. 흙 속의 좋은 박테리아와 상호작용을 하는 데는 황토가 최고입니다.

마사토에서 맨발걷기를 하면서 '바닷가가 좋다던데' 라는 생각을 하면 마사토가 섭섭해합니다. 바닷가에 사는 사람이 맨발로 걸으면서 나는 언제 황톳길을 걸어볼까 하고 황토를 그리워하면 바닷가 모래가 섭섭해합니다.

걷다 보면 흙이 아닌 곳을 만나기도 합니다. 요즘에는 등산로에 야자매트가 많이 깔려 있습니다. 야자매트는 접지가 전혀 안 되는 것은 아니지만 맨땅보다 효과가 떨어집니다. 보도블럭도 마찬가지입니다. 접지 효과가 있지만 맨땅에 비하며 매우 적습니다.

집 가까이에 있어야 매일 걷기 편합니다

사람들이 또 묻습니다.

"전국에서 가장 좋은 맨발걷기 명소는 어디인가요? 문경새재인가요, 완도 명사십리 바닷가인가요? 황토가 있는 산인가요?"

꼭 멀리 있는 맨발걷기 명소를 찾지 않아도 내 집 마당에서 매일 하는 것이 중요합니다. 명산을 1년에 한 번 가는 사람보다 동네 뒷산을 매일 다니는 사람이 더 건강합니다. 정시에 정량으로 소식하는 사람이 건강한 것처럼 멀리 있는 맨발걷기 명소를 가는 것보다 우리 동네 매일 걷기가 중요하다는 뜻입니다.

그런 면에서 맨발걷기 최고의 명소는 바로 내 집 마당입니다. 마당이 있는 집에 살면 맨발걷기를 쉽게 할 수 있습니다. 맨발로 마당에서 풀을 뽑고 식물에 물을 주고 나면 1~2시간은 쉽게 지나가 버립니다. 여름날 저녁에 메마른 꽃이나 나무에 물을 주면 땅이 촉촉하게 젖어들면서 꽃이나 나무가 물을 머금고 기뻐하는 느낌이 내 몸에 전해집니다.

내 집 마당에는 아파트 단지 내 작은 오솔길, 근처 학교 운동장, 공원 흙길, 집 가까운 야산 등이 포함됩니다. 그날그날 상황과 기분에 따라 내 집 근처의 다양한 맨발걷기 장소에서 땅을 만나면 됩니다.

도시에 산다면 맨발걷기에 적당한 장소가 많지 않아 고민이 될 것입니다. 요즘 많은 지자체가 자연친화적인 도시를 만들기 위해 근린공원을 조성하고 근처 야산에도 산책로를 늘리고 있으나 여전히 집 주변에서 적절한 맨발걷기 장소를 찾는 일은 쉽지 않습니다.

맨발걷기에 가장 좋은 곳으로 학교 운동장을 추천합니다

학교 운동장은 초보자가 가장 쉽고 안전하게 접근할 수 있는 맨발걷기 장소입니다. 단 인조잔디가 아닌 흙이 있는 운동장이어야 합니다. 운동장은 평평하고, 깨끗하고, 병 조각과 같은 위험 물질이 거의 없습니다. 학교에서 학생들의 교육활동을 위해 안전하게 관리하기 때문입니다. 그래서 조금 빨리 걸어도 됩니다.

특히 흙이 더럽다고 생각되거나 찔리는 것이 걱정된다면 운동장에서 맨발걷기를 시작하면 좋습니다. 운동장에서 걷다 보면 차츰 흙과 친해지고 맨발로 땅 밟기가 생각보다 위험하지 않다는 것을 느끼게 됩니다.

"흙 운동장이 아닌 잔디 운동장에서 걸어도 효과가 있나요?"

이 질문에 흙을 두려워하지 않는 사람이라면 천연잔디에서 걸어도 된다고 대답해줍니다. 하지만 또 다른 사람에게는 천연잔디에서는 걷지 말라고 말합니다. 잔디밭을 걸으면서 1시간 내내 진드기 걱정을 하면 맨발걷기를 한 것이 아니고 걱정걷기를 한 것이기 때문입니다. '잔디밭을 걷고 나서 깨끗하게 발을 씻으면 돼' 하며 신경 쓰지 않는 사람은 잔디 운동장을 걸어도 됩니다.

맨발걷기를 하면서 1시간 내내 흙이 더럽다고 걱정하는 사람은 다른 어떤 정보보다 흙에 대한 이해도를 높이는 것이 필요합니다. 본질을 알면 힘이 생깁니다. 이것이 심력, 마음의 힘입니다. 잘 가꾼 잔디밭을 맨발로 걸을지 말지는 마음의 힘이 결정합니다. 운동장에서 걷다 보면 점차 흙에 대한 거부감이 없어지고 맨발걷기에 대한 마음의 힘, 심력이 커집니다.

학교 운동장을 걸을 때도 유의할 점이 있습니다

학생들의 교육활동이 이루어지는 시간에는 맨발걷기를 하면 안 됩니다. 지역 주민에게 운동장을 개방하는 시간을 이용해야 합니다. 학교에 따라 개방 시간이 다를 수 있습니다. 저녁 8시까지 또는 9시까지, 아니면 밤새 개방하는 곳도 있습니다. 새벽 맨발걷기를 한다면 학생들의 등교 시각 전에 마쳐야 합니다.

우리 동네 학교는 왜 개방해주지 않느냐고 항의하거나 원망해서는 안 됩니다. 학교마다 저마다의 사정이 있습니다. 지역 주민으로서 부탁하는 마음으로 학교 측에 운동장 개방을 제안할 수는 있습니다. 제안이 수용되면 감사한 마음으로 걸으면 됩니다.

운동장에서 맨발걷기를 할 때면 장소를 제공해준 학교에 감사한 마음을 작은 실천으로 남기면 더 좋습니다. 눈에 띄는 쓰레기를 줍고, 운동장의 돌을 치우고, 여름에는 잡초를 뽑을 수 있습니다. 저도 어떤 날은 맨발걷기보다 맨발 풀 뽑기에 푹 빠져서 1시간을 보내기도 합니다.

나도 좋고 너도 좋고 모두가 좋은 것이 홍익이자 공생의 마음입니다. 홍익과 공생, 이것이 바로 대한민국 맨발학교가 추구하는 가치입니다.

결론적으로 모든 사람에게 적용되는 최적의 맨발걷기 장소는 따로 없습니다. 자신의 몸에, 상황에 맞게 장소를 정하면 됩니다. 중요한 것은 몸과 대화를 하면서 여유 있게 걷는 것입니다.

천연의 모든 흙은 다 좋습니다. 오염되지 않은 땅이면 모두 좋은 곳입니다. 내가 오늘 걸은 이곳이 가장 좋은 흙입니다. 감사한 마음으로 걸으면 됩니다. 흙과의 만남에 감사하는 것이 중요합니다.

어느 정도를,
어떤 속도로 걸어야 할까

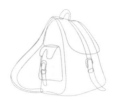

"얼마나 걸어야 하나요?"

"최소 40분은 걸어야 합니다."

맨발걷기에 원칙은 없습니다. 하지만 시간에 대한 질문을 받을 때마다 이렇게 대답합니다. 맨발걷기로 발바닥의 자극이 내장기관에 어느 정도 전달되려면 적어도 40분이 필요하기 때문입니다. 40분이 지나면 긍정적인 변화를 몸으로 느낄 수 있습니다.

"그럼 20분은요?"

안 하는 것보다는 낫습니다. 하지만 어차피 땅을 밟았다면 최소 40분은 걸으면 좋습니다.

"아침에 20분, 저녁에 20분 이렇게 나누어서 해도 되나요?"

나누어서 하는 것보다는 이어서 하는 것이 좋습니다. 사실 5분을 걸어도 안 한 것보다는 낫습니다. 10분을 걸어도 좋습니다. 하지만 이왕 맨발로 땅을 찾아갔다면 최소 40분은 걸으세요.

최소 40분은 걸어야 장이 편안해지기 시작합니다

40분이 제일 적당한 시간일까요? 그렇지는 않습니다. 초보자에게는 1시간 이상 맨발걷기를 하라고 말하면 시작하기를 두려워합니다. 그래서 40분은 하라고 하는 것입니다.

처음 맨발걷기를 하면 장이 풀리면서 방귀가 나오기도 합니다. 이 것은 직접 몸으로 경험해보아야 온전히 이해할 수 있습니다. 최소 40분입니다. 1시간이면 좋고 100분이면 더 좋습니다. 시간이 허락되어 2시간을 할 수 있으면 더 좋습니다. 꾸준히 걷다 보면 자연스럽게 1시간이 되고 2시간이 되기도 합니다.

현대인은 바쁘기에 최소 40분으로 안내하지만 하루 1시간 이상 꾸준히 걸으면 자신의 몸이 좋아지는 것을 느낄 수 있습니다.

'몇 보'보다 '몇 분'이 더 중요합니다

맨발걷기에서 중요한 것은 걸음 수보다 땅과 만나는 시간(접지 시간)입니다. 그래서 '몇 보 걸었다'보다 '몇 분 걸었다'가 더 중요합니다. 접지 효과 때문입니다. 맨땅을 맨발로 걸으면 땅속의 자유전자를 만나고, 흙 속의 유익균을 만나고, 햇빛과 공기를 만납니다. 접지라고 하면 땅과의 만남만 생각하기 쉽지만 넓게 보면 따뜻한 햇살, 신선한 공기, 새소리, 풀벌레 소리, 꽃향기 등 넉넉한 자연과 온몸으로 만나는 것입니다. 이 모든 것이 접지입니다. 지구와 접하는 것입니다.

최소 40분을 해야 하는 또 하나의 이유는 땅속의 자유전자가 우리 몸과 충분히 상호작용을 하려면 시간이 필요하기 때문입니다. 자유전자는 금방 우리 몸으로 들어오지 못합니다. 전기처럼 빠르게 이동할 수 없기 때문입니다.

시간이 허락하면 하루 1시간에서 90분 정도 맨발로 걸으면 좋습니다. 90분 정도면 접지 시간도 충분합니다. 개인차는 있지만 걸음 수도 7,000보에서 1만 보 정도 되고, 장이 풀려서 속이 편안해집니다. 신발을 신고 걸을 때보다 맨발로 걸으면 장이 더 잘 풀려서 장 건강에 큰 도움이 됩니다.

얼마나 빨리 걸어야 할까요

누구에게나 적용되는 맨발걷기 속도는 없습니다. 할머니는 뛰고 싶어도 천천히 걷습니다. 아이들은 수시로 뜁니다. 같은 사람도 때와 장소에 따라 속도가 달라집니다. 같은 운동장을 걸을 때도 캄캄한 밤에는 안전을 위해 속도를 줄여야 합니다. 같은 산을 걸을 때도 비 온 뒤는 천천히 걷습니다. 비가 내리고 나면 산길이 미끄럽기 때문입니다. 맨발로 산에 오를 때는 운동장에서보다 더 안전에 신경 써야 합니다. 떨어진 밤송이도 피해 가고, 나무뿌리에 걸려서 넘어지지 않도록 조심하고, 솟아오른 돌은 없는지 살핍니다. 결론적으로 내가 처한 날씨와 땅의 조건에 맞게 걸어야 합니다.

족저근막염, 허리 디스크, 목 디스크, 무릎 통증이 있으면 천천히 걸어야 합니다. 이런 사람에게는 평평한 땅을 추천합니다. 당뇨 환자도 주의가 필요합니다. 깨끗한 곳에서 걸어야 합니다. 그래서 당뇨 환자에게는 학교 운동장이 좋으며, 어두울 때보다 안전한 낮이 더 좋습니다.

천천히 한 걸음 한 걸음 정성껏 걷다 보면 저절로 자기만의 걸음법을 체득하게 됩니다. 한 걸음, 한 걸음 내 몸에 맞게 내디디면 됩니다.

산소 탱크,
숲속 맨발걷기를 즐겨라

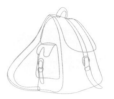

저는 평일에는 집 근처의 운동장을 걷지만 주말이면 되도록 가까운 산을 찾습니다. 한 달에 한 번은 맨발학교 회원들과 함께 산길 맨발 걷기를 합니다. 맨발걷기를 하다 보면 산에서 걷고 싶다는 생각이 들고 그 느낌이 좋아서 산을 또 찾게 됩니다.

가까운 산에 가서 맨발로 걸어보세요. 자유전자가 풍부한 천연의 흙을 만나고, 다양한 발바닥 자극도 느낄 수 있습니다.

산에는 무엇보다 산소가 많습니다

우리는 충분한 산소를 들이마셔야 살 수 있는데 도시화가 진행되면서 도시의 산소율이 급격하게 떨어져 숨을 쉴 때마다 답답함을 느낍니다. 그런데 산에서 호흡하면 가슴이 열리며 몸과 마음이 다 시원해집니다. 발밑의 살짝 축축한 흙은 학교 운동장과는 또 다른 좋은 기운을 온몸으로 보내줍니다.

무엇보다 산에는 피톤치드가 많습니다. 피톤치드는 숲이 내뿜는 향기 물질로 항암, 항염, 항균 작용을 하는데 그냥 그 향기만 맡고 있어도 기분이 좋아집니다. 숲에는 암세포를 억제하는 NK세포가 많아 면역력을 증가시키는 최고의 장소이기도 합니다.

숲에 머물면 마음이 안정되고 편안한 뇌파인 알파파가 증가합니다. 숲속의 폭포나 개울에는 자연이 만들어놓은 음이온도 많아 혈액을 맑게 합니다. MBN의 〈나는 자연인이다〉에 출연한 사람들이 병 치료에 숲이 큰 도움이 되었다고 말하는 것은 다 근거가 있는 이야기입니다.

행복지수가 높은 나라로 유명한 덴마크에는 숲 유치원이 많습니다. 어렸을 때부터 맑은 공기와 피톤치드가 풍부한 숲에서 흙을 밟고 논 숲 유치원 아이들은 실내 유치원 아이들보다 창의력과 사회성이 높고, 주의력결핍 과잉행동장애도 적으며, 아토피도 훨씬 덜 나타난다는 연구 결과도 있습니다.

꼭 정상까지 가겠다고 정하지 마세요

이렇게 좋은 산에서 맨발걷기를 한다고 평상시보다 무리해서는 안됩니다. 그래서 맨발산행을 할 때도 목적지를 정하기보다 시간을 기준으로 걸으면 좋습니다. 우리나라 사람들은 산 정상에 오르지 않으면 산에 간 게 아니라는 생각을 많이 합니다. 정상을 정복하겠다는 목표를 세우면 시간에 쫓겨 마음이 급해지고, 발걸음을 재촉하다 보면 다칠 수 있습니다. 1시간을 걷는다면 30분쯤 올라갔다가 갔던 길을 되돌아오면 됩니다.

맨발산행이 부담스럽다면 산에 가서 그냥 맨발로 서 있기만 해도 도움이 됩니다. 서 있기도 힘든 환자라면 맨땅에 앉아만 있어도 좋습니다. 내 몸의 일부가 땅에 닿는 것 자체가 맨발걷기입니다. 짐승들도 아플 때는 최대한 몸을 땅에 붙이고 꼼짝하지 않습니다. 몸과 땅이 접하는 부위를 넓히고 접지 시간을 최대한 늘려서 몸의 회복을 도모합니다. 그러다가 툭툭 털고 일어납니다.

음이온이 많은 숲의 땅을 맨발로 걸어보세요. 우리 몸의 자연치유력이 커집니다. 맨발로 숲속을 걷기만 해도 자연의 의사가 총출동하여 나의 몸을 치유해줍니다.

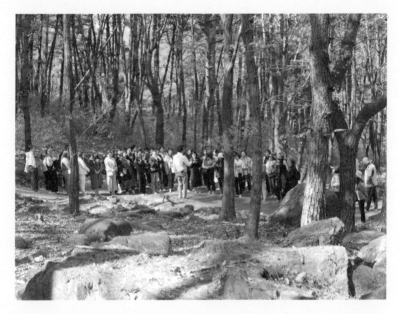

온전한 자연을 만날 수 있는 맨발산행. 숲은 발뿐만 아니라 코와 온몸으로 좋은 기운
을 전해줍니다.

겨울에도 맨발로
걸을 수 있다

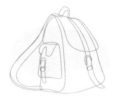

"추운 겨울에도 맨발로 걷나요?"

걱정스럽다는 표정으로 이렇게 묻는 분들이 많습니다.

"네, 걷습니다. 겨울에도 맨발로 걷습니다."

맨발걷기를 꾸준히 하다 보면 맨발로 눈길도 걸을 수 있습니다. 하루아침에 되는 것은 아니지만 특별한 사람만 가능한 것도 아닙니다. 억지로 참으며 극기훈련처럼 걷는 것이 아니고 자연스럽게 걷는 날이 찾아옵니다.

저도 처음에는 눈 위를 걸으면 동상에 걸리는 줄 알았습니다. 맨발걷기를 시작한 이후 하루도 빠지지 않고 맨발로 걸었지만 동상에 걸린 적은 한 번도 없습니다.

몸이 조금 좋지 않더라도 봄부터 꾸준히 맨발걷기를 실천한 사람이라면 여름, 가을을 지나 겨울에 맨발로 맨땅을 걷는 자신을 만날 수 있습니다.

우리 몸에는 임맥과 독맥, 12경락이 있습니다

임맥(任脈)은 몸의 가슴에서 회음 쪽으로, 독맥(督脈)은 꼬리뼈에서 백회 쪽으로 기가 통합니다. 임맥은 임무를 수행하고, 독맥은 몸에서 감독의 역할을 합니다. 경락은 우리 몸에서 기혈이 순행하는 통로를 말하며 12경락이 있습니다.

임맥과 독맥이 잘 통하고, 12경락이 잘 흐르면 건강한 상태입니다. 스트레스를 받아 임맥이 막히면 무의식적으로 손이 올라가 가슴을 치는데 생존 본능이 작동하여 임맥을 두드리는 것입니다. 가끔 드라마에서 충격을 받은 등장인물이 뒷목을 잡고 쓰러지는 모습을 볼 수 있습니다. 독맥이 막히면 뒷목이 뻣뻣해져 위험한 상황이 되기도 합니다.

글을 읽을 때 '맥락이 맞다, 안 맞다'고 하는 말도 우리 몸의 맥과 경락에서 나왔습니다. 앞뒤 내용이 자연스럽게 연결되고, 사건이 인과관계에 맞게 전개될 때 '맥락에 맞다'고 합니다. 이처럼 맥과 경락은 막힘이 없이 자연스럽게 흘러야 좋습니다.

평소 맨발걷기를 꾸준히 하면 혈액순환이 좋아지고, 임맥과 독맥도 막힘이 없고, 12경락의 흐름도 좋아집니다. 그래서 맨발걷기를 꾸준히 한 사람은 겨울에도 맨발걷기를 할 수 있습니다.

특히 겨울 맨발걷기는 여름보다 임맥과 독맥과 경락을 풀어주는데 도움이 됩니다. 여름 땅보다 겨울 땅에 자유전자가 많기 때문입니다. 그래서 겨울 맨발걷기의 묘미를 아는 사람은 겨울을 또 기다립니다.

겨울 맨발걷기로 정전기를 배출해야 쓰러지지 않습니다

겨울만 되면 정전기 때문에 고생했는데 맨발걷기로 정전기가 줄었다는 이야기를 자주 듣습니다. 저도 맨발걷기를 꾸준히 하고부터는 겨울철에 차 문을 열 때 정전기 때문에 놀란 적이 거의 없습니다.

여름에는 체내 정전기가 땀을 통해 배출됩니다. 겨울철에는 습도가 낮고 땀을 흘리지 않기 때문에 몸속에 정전기가 쉽게 쌓입니다. 체내 정전기가 쌓이면 방전이 되는데 몸속에서 방전이 일어나면 자연에서의 벼락처럼 질병을 일으킵니다. 뇌나 심장에서 체내 방전이 일어나면 더 큰 문제입니다. 여름보다 겨울에 쓰러지는 사람이 많은 이유가 바로 이 때문입니다.

우리는 몸속의 정전기를 배출하는 시간을 가져야 합니다. 부득이 오래 누워 있거나 긴 시간 실내에서 있어야 하는 사람이라도 틈틈이 밖으로 나가 자연을 접해야 합니다.

발바닥이 차갑다가 따뜻해지는 신비의 체험입니다

한겨울 영하의 날씨에 하는 맨발학교 정기모임에 처음 참석한 회원이 첫발을 내디디고 발이 시리다고 종종걸음을 쳤습니다. 겨울 맨발 걷기를 꾸준히 해온 사람들은 별 어려움이 없을 날씨였지만 초보자에게는 당연히 땅이 차갑게 느껴집니다. 동상에 걸리지 않을까 걱정하는 것도 당연합니다.

주변의 도움과 격려에 힘입어 어렵게 1시간을 걷고 난 그 회원이 말했습니다.

"이제 발이 별로 시리지 않아요. 시간이 지나면 점점 더 차가워져서 못 걸을 줄 알았는데 오히려 조금 따뜻해진 느낌이에요. 이해가 되지 않아요."

시간이 갈수록 발바닥이 더 차갑고 꽁꽁 얼어야 하는데, 어느 정도 시간이 지나면 발가락과 발바닥이 다시 따뜻해집니다. 이 경험을 해본 사람들은 겨울 맨발걷기의 매력에 푹 빠집니다. 차가워서 도저히 걸을 수 없을 만큼 시린 발이 어떤 사람은 20분 만에, 또 어떤 사람은 30분 만에 다시 따뜻해집니다. 그날 땅의 온도에 따라 다릅니다. 같은 사람도 컨디션에 따라 다릅니다. 어떤 흙이냐에 따라서도 달라집니다. 도전해본 사람만이 알 수 있습니다.

그래서 맨발걷기를 3년 정도는 해야 자신의 몸으로 이해한 맨발 걷기를 다른 사람에게 진심으로 전할 수 있다고 이야기합니다. 책이나 유튜브에 나오는 맨발걷기의 장점을 정보로 전달하는 것과는 다른 차원이 됩니다.

반드시 옷을 따뜻하게 입고, 끝나고 나서 찬물로 씻어야 합니다

덥다 싶을 정도로 보온성이 뛰어난 내복에 방한용 걸옷을 잘 챙겨 입어야 합니다. 장갑, 귀마개, 목도리 등으로 완전 무장을 하고 발만 맨발이어야 합니다. 양말을 신고 발바닥에 구멍을 내어 걸어도 좋습니다.

초보자는 가급적 햇빛이 있는 낮에 하세요. 오랜 기간 맨발걷기를 실천한 사람들은 땅이 차가운 아침저녁에도 맨발걷기가 가능합니다. 저는 낮에는 학교에서 강의해야 하기 때문에 주로 아침저녁으로 하는데 최근 10년 동안 추운 날이라도 맨발걷기를 꾸준히 실천하고 있습니다.

겨울 맨발걷기 후에는 반드시 찬물로 발을 씻어야 합니다. 그러면 오히려 물이 미지근하게 느껴집니다. 차가워진 발을 바로 따뜻한 물로 씻으면 몸의 자연스러움이 깨져 동상에 걸릴 수 있습니다. 찬물로 발을 씻고 30분이나 1시간쯤 지나면 발 온도가 원래대로 돌아옵니다. 그때는 따뜻한 물로 씻거나 샤워를 해도 됩니다. 잠수를 하는 사람들이 물 위로 천천히 올라와야 잠수병을 예방할 수 있는 것과 같은 이치입니다.

겨울에 맨발걷기를 하면 동상에 걸릴 위험이 있다는 말은 일리가 있습니다. 그러나 겨울 맨발걷기의 지혜를 익혀 안전하게 실천하면 겨울 맨발걷기의 신비를 만날 수 있습니다.

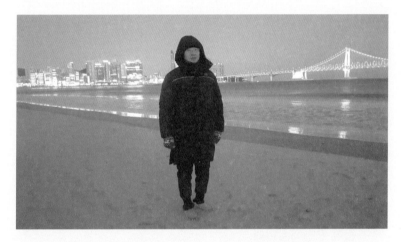

설탕의 단맛을 먹어보지 않고는 온전히 느낄 수 없듯이 겨울 맨발걷기에서 발이 다시
따뜻해지는 경이로운 체험은 해봐야 알 수 있습니다. 겨울 맨발걷기의 신비를 온몸으
로 체험했을 때 비로소 맨발걷기의 맛을 조금 안다고 할 수 있습니다.

맨발걷기는
맨발로 하는 명상이다

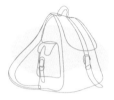

명상(冥想)은 '어두울 명'에 '생각 상'을 씁니다. 즉 생각을 밝게 하는 것이 아니라 어둡게 하는 것입니다. 대부분 명상을 할 때는 눈을 감으라고 합니다. 눈을 감아야 어두워지고, 어두워지면 생각이 멈추면서 마음이 편안해집니다.

현대인은 생각이 많아서 늘 걱정입니다. 머리는 복잡하고 무언가에 쫓기며 살아갑니다. 자식 걱정, 사업 걱정, 돈 걱정, 집 걱정, 성적 걱정, 사람 걱정 등 뇌가 쉴 시간이 없습니다. 마음먹고 명상 프로그램에 참여하여 깊은 명상에 빠져보려고 눈을 감아도 어느새 또 딴생각을 합니다. 생각보다 명상이 쉽지 않습니다.

그래서 명상을 할 때 호흡법을 가르칩니다. 세상에는 많은 호흡법이 있고 호흡 전문가도 많습니다. 호흡에 집중하면 외부 의식이 내

부 의식으로 모여 잡생각을 차단하는 데 도움이 됩니다.

맨발로 걸으면 저절로 명상이 됩니다

걷기야말로 명상에 큰 도움이 됩니다. 천천히 걷다 보면 굳이 명상을 하려고 들지 않아도 잡념이 끊기고 생각이 줄어듭니다. 발바닥 맨살이 땅에 닿으면 '땅이 촉촉하다, 땅이 시원하다'와 같은 발의 느낌에 집중하고 흙의 온도, 습도, 질감에 생각이 모이면서 내 몸과 자연스럽게 대화하게 됩니다.

특히 추운 겨울에 맨발로 땅을 밟으면 명상이 더 잘됩니다. 발이 차갑다 외에는 아무 생각도 일어나지 않기 때문입니다. 오로지 하나의 생각밖에 없습니다. 겨울 맨발걷기를 통해 강력한 명상의 힘과 맑은 뇌의 느낌을 체험해보기를 바랍니다. 컴퓨터 휴지통의 정보를 완전히 삭제하여 깨끗하게 정리하는 것처럼 잘 정리된 뇌를 만날 수 있습니다.

맨발걷기를 하면 가장 먼저 깊은 수면을 취하게 된다고 맨발걷기 회원들은 입을 모아 말합니다. 그런데 잠이야말로 최고의 명상입니다. 맨발걷기는 불면증을 줄여 우리를 심오한 명상의 세계로 안내해줍니다.

의도적으로 내 몸의 장기들과 대화를 해보세요

맨발걷기를 할 때 위장, 신장, 간, 심장, 폐, 눈, 코, 귀 등 내 몸에 말을 걸어보세요. 손을 가만히 올려놓고 오장육부의 안부를 묻습니다.

우리 할머니는 식사 때마다 젓가락으로 간장을 살짝 찍어 맛을 보고는 진지를 드셨습니다. 간장이 혀에 닿는 순간 뇌는 모든 소화기관에게 명령을 보냅니다.

'침샘, 식도, 위장, 소장, 대장은 음식이 들어오니 준비해라.'

이런 상태에서 음식물이 들어오면 체하지 않고 잘 소화됩니다. 식사할 때 특히 첫 숟가락을 급하게 삼키지 말고 꼭꼭 씹어서 음식이 침과 충분히 섞이게 하세요. 그러면 준비가 잘된 소화기관 덕분에 체하지 않고 밥을 먹을 수 있습니다.

저는 과음이 예상되는 술자리에는 그냥 가지 않습니다. 간이 있는 부위에 손을 대고 이렇게 말합니다.

"간아, 오늘 친구들과 술 한잔한다. 네가 고생이 많겠구나. 기쁜 일로 한잔하는 것이니 이해하고 잘 부탁한다."

미리 말해주고 술자리가 끝나면 칭찬도 잊지 않습니다.

맛있는 음식을 만나 과식을 한 날에도 위장에게 부탁을 하고, 먼지가 있는 날이면 폐에게 고마움과 미안함을 전합니다.

몸과 자주 대화하는 사람은 건강합니다. 지금 바로 나의 몸에게 말을 건네보세요.

"과식도 하고 술도 먹고 스트레스를 주어 미안합니다."

"그래도 건강하게 생활할 수 있게 해주어 감사합니다."

세수할 때는 얼굴을 칭찬하고, 손을 씻을 때는 손이 예쁘다고 칭찬하면 됩니다. 칭찬은 최고의 미용법입니다.

혼자 걸으면 아이디어가 떠오릅니다

저는 늦은 시간, 일과를 마치고 근처 운동장에서 걷고 집에 들어가기 때문에 주로 혼자 걷습니다. 집에 갔다가 다시 나오기는 쉽지 않아 겨울이면 자동차에 맨발걷기용 두꺼운 옷들을 싣고 다닙니다.

10년을 하루같이 걷다 보니 혼자만의 방식이 생겼습니다. 1시간을 걸을 때 전반 30분은 하루를 반성합니다. 오늘 하루를 돌아보며 전화, 문자를 확인합니다. 바빠서 잊었던 안부 전화를 하기도 합니다. 후반 30분은 내일의 계획을 하면서 걷습니다.

'내일 강의는 어떻게 할까?'

'미팅에 준비해야 할 것은 무엇인가?'

이러다 보면 1시간이 금방 갑니다. 맨발로 걸으면서 하루를 돌아보고 다음 날 계획을 세우려고 다짐한 적은 없지만 자연스럽게 그렇게 되었습니다.

맨발로 걸으면서 떠오른 생각으로 어려운 보고서도 마무리하고, 중요한 업무도 잘 처리할 수 있었습니다. 생각을 정리하고 판단을 내리는 데도 맨발걷기가 큰 도움이 됩니다. 현대인은 자신을 돌아보고 생각을 정리할 시간이 거의 없습니다. 혼자 맨발걷기를 하다 보면 자신과의 대화가 깊어지고, 저절로 명상이 되고 철학자가 됩니다.

1시간을 걷고도 여유가 되면 더 걷습니다. 이때는 내 몸에 집중합니다. 마음의 붓으로 배꼽 아래 단전에 점을 찍고 그 점에 집중하여 걸어봅니다. 맨발로 맨땅을 천천히 디디며 단전에 집중하면 단전이 따뜻해지는 특별한 경험을 하게 됩니다. 맨발걷기는 나와 우주를 만나는 수행입니다.

같이 걸어주는 벗은 큰 힘이 됩니다

지금은 맨발걷기를 하는 사람이 많아졌지만 10년 전만 하더라도 대부분 이상한 눈으로 보았습니다. 새벽 일찍 맨발로 걷고 있으면 "신발을 잃어버렸나요?"라며 안타까워하기도 했습니다.

혼자 걸으면 다른 사람의 시선이 신경 쓰이지만 같이 걸으면 창피함이 줄어듭니다. 여럿이 맨발로 걸으면 특별한 프로그램을 진행하는 것으로 보여 어색한 시선도 피할 수 있습니다.

맨발걷기는 빨리 가려는 게 아니라 꾸준히 오래 걷는 게 목표이기에 함께하면서 서로 격려하면 3일, 21일, 100일에 도달하기 쉽습니다. 또 이런저런 이야기를 나누며 걷다 보면 1시간이 금방 지나갑니다. 흙에 대한 두려움이 없어지고 찔리지 않을까 하는 걱정도 줄어듭니다. 모두 함께 걷는 동료의 힘입니다.

부부가 함께 걸으면 맨발걷기로 건강을 챙기면서 가족 간의 대화도 할 수 있습니다. 자녀와 손을 잡고 학교 운동장을 맨발로 걷는 모습은 지켜보는 사람의 마음도 평화롭고 따뜻하게 만듭니다.

'오늘은 맨발걷기를 하루 빠질까? 날씨도 추운데, 비바람도 부는

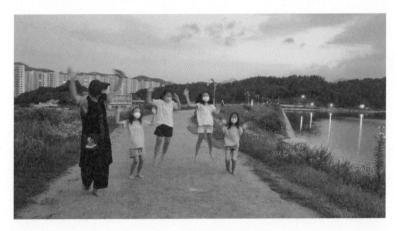

'빨리 가려면 혼자 가고 멀리 가려면 함께 가라'는 말이 있습니다. 가족이나 마음이 맞는 동료와 속을 털어놓으며 맨발걷기를 하면 3일, 21일, 100일을 꾸준히 할 수 있습니다.

데, 컨디션이 안 좋은데' 하는 게으른 마음이 슬며시 고개를 들 때 "함께 걸으러 나가지 않을래?" 하고 전화해주는 동반자는 큰 힘이 됩니다.

하지만 지나친 수다에 빠져서 내 몸에 마음을 온전히 보낼 수 없기도 하고, 일행과 걷는 속도가 맞지 않아 신경을 쓰다 보면 1시간을 걸었는데도 몸과 마음이 헛헛할 때가 있습니다. 내 속도로 걸어도 이해해줄 사람, 조용하게 대화할 수 있는 벗과 함께 걸으면 좋습니다. 그러나 친구와 맨발산행을 하고는 술 한잔을 과하게 하면 득보다 실이 클 수도 있습니다.

햇빛을 가까이하고
철봉을 보면 매달려라

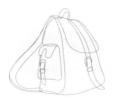

"맨발걷기를 할 때 얼굴이 타는 것이 걱정이에요."
"햇빛을 쐬어야 태양에너지를 받을 수 있습니다."

태양을 피하기에 급급한 사람들에게 저는 적절한 햇빛은 우리 몸에 좋은 역할을 한다고 이야기합니다.

현대인은 흙을 만나는 기회뿐만 아니라 햇빛을 쐬는 시간도 부족합니다. 대부분의 시간을 실내에서 생활하고 야외에 나오면 햇빛을 피해 다녀 일조량이 부족합니다. 마음먹고 야외에 나갈 때도 마스크, 선글라스, 스카프 등으로 온몸을 차단하는 분도 있습니다. 마치 햇빛이 유해물질인 양 두려워합니다.

특별하게 만들어놓지 않는 한 실내에서 흙을 밟을 수는 없기에 맨맨발걷기를 하면 덤으로 햇빛과 맑은 공기까지 잔뜩 선물로 얻습니다. 흙, 햇빛, 맑은 공기는 자연입니다. 맨발걷기를 하면 온전한 자연을 만날 수 있습니다.

맨발로 흙을 만날 때 반드시 함께 만나는 것이 햇빛입니다

'태양이 찾지 않는 집에는 의사가 찾아온다'는 외국 속담이 있습니다. 적절하게 햇빛을 쬐면 건강이 좋아지는 것은 당연한 사실입니다. 비타민D가 생성되고, 뼈가 튼튼해지고, 골다공증이 예방되고, 근육이 단단해집니다. 스트레스가 해소되고, 세로토닌 분비가 촉진되며, 우울증도 개선됩니다. 우리 몸에 열이 발생해 저체온증이 개선되며, 체온이 올라 면역체계를 강화합니다. 체온이 1도 떨어지면 면역력이 30퍼센트 떨어진다고 알려져 있습니다.

적절한 햇빛과 함께하는 야외활동을 즐겨야 건강해집니다. 낮에 맨발로 걸으면 자연스럽게 햇빛과 접촉할 수 있습니다. 꾸준히 맨발걷기를 하는 사람들의 발등을 보면 건강한 구릿빛입니다. 특히 겨울철 낮 맨발걷기를 생활화하면 자연스럽게 비타민D를 보충하고 계절성 우울증에서도 벗어날 수 있습니다. 겨울에도 꾸준한 맨발걷기로 태양에너지를 충분히 공급받아야 합니다.

흙과 햇빛은 한 묶음입니다. 떼려야 뗄 수 없습니다. 햇빛을 받은 흙에서 생물이 자랍니다. 모든 생명체는 태양 없이는 존재할 수 없습니다. 인간도 마찬가지입니다. 자연의 섭리입니다.

마음이 우울하고 무기력한가요? 떠오르는 태양을 바라보며 맨발로 땅을 밟아보세요. 맨발로 서서 태양을 향해 두 손바닥을 뻗어보세요. 손바닥 장심을 통해 태양의 에너지가 온몸으로 들어옵니다. 땅의 에너지와 하늘의 에너지가 그대로 내 몸에 들어와 생기가 돕니다. 이슬 머금은 들판의 풀잎처럼 몸과 마음이 싱그러워집니다.

걷다가 스트레칭도 하면서 몸 상태를 살피세요

맨발걷기를 할 때 저는 오롯이 걷기만 하지 않고 스트레칭을 하고 철봉이 보이면 매달리기도 합니다. 턱걸이를 하는 게 아닙니다. 철봉을 두 손으로 잡고 몸을 축 늘어뜨립니다. 중력에 온전히 몸을 맡깁니다. 턱걸이는 힘들어서 못할 수 있으나 매달리기는 누구나 할 수 있습니다. 그리고 학교 운동장에는 언제나 철봉이 있습니다.

자신의 키보다 약간 더 높은 철봉에서 몸을 축 늘어뜨리고 매달려봅니다. 3초, 5초, 10초, 30초, 모두 좋습니다. 1시간을 걸으면서 20분마다 세 번만 매달려도 바른 척추를 유지하고 팔근육을 기르는 데 도움이 됩니다. 학교 운동장에서 맨발걷기를 할 때 누릴 수 있는 선물입니다.

틈틈이 철봉에 다가가서 매달리면 몸의 균형도 잡힙니다. 우리는 종일 책상에 앉아 어깨를 굽히고 생활합니다. 장시간 서서 일하거나 운전을 합니다. 그러니 몸의 좌우 균형이 어긋나는 경우가 많습니다. 다리를 꼬고 앉거나 한쪽으로만 잠을 자서 몸의 균형이 깨

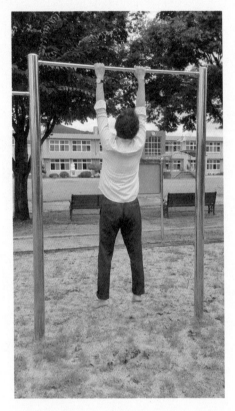

철봉이 보이면 무조건 다가가서 온몸을 축 늘어
뜨리고 매달려보세요. 몸이 균형을 되찾고 탁기
와 정전기가 사라집니다.

지기도 합니다.

몸의 균형이 무너지면 몸속의 장기도 제자리를 찾기 어렵습니다. 철봉에 매달리면 이런 문제가 조금씩 해결됩니다. 매달려 있으니 몸이 아무런 저항 없이 일자로 축 떨어집니다. 그러면 구부러지거나 어긋난 몸이 한 줄로 다시 맞춰 들어갑니다. 어떤 의지도 없이 몸 자체의 흐름으로 균형을 찾아가게 됩니다.

우리 몸의 각종 탁기는 겨드랑이 속에 머물러 있는데, 철봉에 매달리면 양쪽 겨드랑이가 자극되면서 몸속의 탁기도 빠져나갑니다. 철봉을 잡은 손을 통해 땅으로 연결되어 체내 정전기까지 줄어듭니다. 매달릴 철봉이 없다면 맨발로 걷다가 하늘을 향해 두 팔을 쭉 펴주면 겨드랑이가 드러나고 어깨가 시원해집니다. 당연히 오십견도 예방됩니다.

저는 두통이 있는 날은 철봉 매달리기를 평소보다 많이 하면서 걷습니다. 몸을 축 늘어뜨리고 매달리면 어깨가 풀리면서 몸 전체의 혈액순환이 좋아지고 두통이 줄어듭니다.

처음 걸으면
명현반응이 나올 수도 있다

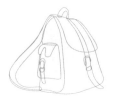

맨발로 처음 걸으면 몸에 이상 현상이 생길 수 있습니다. 이는 한의학에서 말하는 명현반응(호전반응)일 가능성이 높습니다. 건강한 사람은 몸 안에 독소가 적지만 건강하지 않은 사람의 경우 맨발로 걷다 보면 신진대사가 잘 이루어지면서 몸의 독소가 배출되어 특정 부위에 통증이 생길 수도 있습니다.

맨발걷기를 하다 보면 위기의 순간을 맞기도 합니다
발바닥에 물집이 생기는 것 외에 몸속의 탁기가 피부를 통해 배출되어 피부가 가려운 경우도 있습니다. 현기증이 나는 것, 콧물의 양이 많아지는 것, 방귀가 더 많이 나오는 것, 소변이 자주 마려운 것 등 다양한 명현반응을 만날 수 있습니다.

그래서 명현반응을 '힐링을 위한 위기(Crisis for healing)'의 과정이라고 부르기도 합니다.

'발바닥이 아프니 그만두자.'

이렇게 생각하면 위기의 순간이 됩니다. 하지만 한의학에서는 명현반응이 없으면 병을 고칠 수 없다는 말도 있습니다.

지혜로운 사람은 용기 있게 위기의 순간을 넘깁니다. 맨발걷기를 멈추지 않습니다. 물집이 생긴 곳에는 밴드를 붙이고, 물집이 생기지 않은 부위에 양말의 구멍을 내어 걸을 수도 있습니다. 어려움 없이 이루어지는 일은 없습니다.

발바닥만 보고도 건강 상태를 대략 짐작할 수 있습니다

제 강의를 듣고 40대 여교사 네 명이 저녁마다 만나 집 근처 학교 운동장에서 함께 걸었습니다. 그런데 그중 한 분이 자신만 발바닥에 물집이 생겼다면서 발바닥 사진을 보내왔습니다. 그 사진을 보고 '위장이 자주 아프지 않느냐'고 물었더니 깜짝 놀라면서 어떻게 알았냐고 오히려 되물었습니다.

전북의 어느 선생님은 대구까지 직접 저를 찾아와 맨발걷기를 하고 난 뒤 발바닥에 물집이 생겼다며 보여주었습니다. 쓸개가 안 좋은 것 같다고 했더니 평소 쓸개가 안 좋았다고 하였습니다.

신기하게도 비장, 위장, 간, 방광, 신장, 담 등이 안 좋은 사람은 발바닥에 생기는 물집의 위치가 다릅니다. 위장과 관련된 부위가 있고,

담과 관련된 발바닥 부위가 있습니다. 그동안 맨발로 걸으면서 여러 사람의 발바닥 상태를 관심 있게 살피다 보니 이제는 발바닥에 나타나는 물집 위치만 보고도 건강 상태를 대략 짐작합니다.

또 건강한 사람은 발에 굳은살과 티눈이 없습니다. 발바닥에 굳은살이나 티눈이 있다면 몸속 어떤 장기가 건강하지 않다는 뜻일 수 있습니다. 맨발걷기를 꾸준히 하면 굳은살과 티눈이 차츰 사라집니다.

더 나아가 맨발걷기를 오랫동안 실천하면 발바닥이 아기 발처럼 분홍색을 띠고 매끈해집니다. 명사십리 해변에서 2년을 꾸준히 맨발로 걸은 여성분이 무지외반증이 없어졌다며 발 사진을 올리고 기뻐하던 기억이 생생합니다.

생명의 원천인 흙의 품으로

한국의 가을은 아름답다. 농부의 땀방울이 가득한 황금 들판은 보는 이의 마음까지 충만하게 만든다. 들판의 벼도 배추도 무도 고추도 모두 땅에서 자란다. 정확히 말하면 흙에서 자라는 것이다. 우리의 입으로 들어가는 음식의 원천은 흙이다. 흙에서 식물이 자라고, 그 식물을 먹은 동물도 우리에게 필요한 영양분을 공급하니 모든 음식의 원천은 흙이다.

곡식이나 과일, 채소뿐만 아니라 한 송이 꽃도 흙에서 자란다. 아름다운 정원의 원천도 흙이다. 훌륭한 정원사는 꽃을 가꾸는 사람이 아니라 흙을 가꾸는 사람이다. 흙은 소중하고 고귀하고 정직하고 아름답다.

언제부턴가 흙수저니 금수저니 하는 말이 유행하였다

나는 언론에서 '흙수저'라는 말이 나올 때면 마음이 불편하다. '흙수저'는 부모의 능력이나 형편이 넉넉하지 못하여 경제적인 도움을 못받는 자녀를 지칭하는 신조어다. 흙의 입장에서 보면 아주 서운하게 여겨질 낱말이다.

흙은 어떤 씨앗도 품어서 생명을 키워낸다. 따가운 땡볕도 이겨내고 찬바람에도 꼭 껴안아서 꽃을 피우고 열매를 맺는다. 흙만큼 조건 없이 내어주는 것은 없다. 자신의 모든 영양분을 내어주고도 자신을 드러내는 법이 없다. 흙 같은 존재가 또 어디에 있겠는가?

흙수저와 상반되는 개념으로 '금수저'가 있다. 금은 값이 나가고 귀하다. 그러나 아무리 금가루가 많아도 나무 한 그루 키울 수 없다. 금가루에서는 상추 한 포기, 꽃 한 송이도 자라지 않는다. 결국은 금을 팔아서 흙을 사야 생명을 키울 수 있다.

부모에게 넉넉한 유산을 물려받은 금수저를 탓하려는 게 아니다. 스스로 생명의 싹을 틔우는 자립심과 모두를 품는 너그러움과 성실함을 지닌 흙이 비하되는 우리 사회의 인식이 안타깝다. 흙의 고귀함을 알기에 그 오명을 벗겨주고 싶을 뿐이다.

아이들에게 무서운 가상적인 존재나 물건을 가리킬 때 '에비'라고 한다. 나쁜 짓을 억제할 때 '지지'라고 한다. 우리는 언제부턴가 흙놀이를 '에비', '지지'로 교육하다가 이제는 '흙수저'까지 통용되는 사회가 되었다. 그만큼 흙과 멀어진 삶을 살고 있다.

우리나라 아이들의 정서 불안과 우울증은 흙과 멀어지면서 점점 늘어나고 있다. 흙 마당에서 구슬치기, 공기놀이, 땅따먹기를 하는 아이들은 시간 가는 줄 모르고 놀이에 몰입한다. 흙을 가까이하면 행복해지고, 행복해지면 몰입하고, 몰입하면 주의력결핍 과잉행동장애가 줄어든다. 흙과 친해지면 면역력도 길러진다.

흙을 가까이하면 흙의 성실함과 넉넉함을 닮을 수 있다

흙 속에 단단히 뿌리를 내린 은행나무는 몇백 년을 살아서 가을을 노래한다. 황금 들녘은 흙에 기대어 찬란한 가을빛을 보여준다. 흙에는 생명력이 있다.

흙이 키워낸 가을 들판에서 생명의 위대함을 돌아보고 자연을 사랑하며 흙의 의미를 새롭게 새겨본다. 흙은 더러운 존재가 아니고 '흙수저'라는 불명예를 가져서도 안 된다. 흙은 우리 모두를 살아가게 하는 생명의 원천이다. 언젠가 우리 모두는 흙으로 돌아간다. 생명의 원천인 흙의 품으로.

PART

03

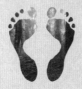

대한민국
맨발학교를
시작하다

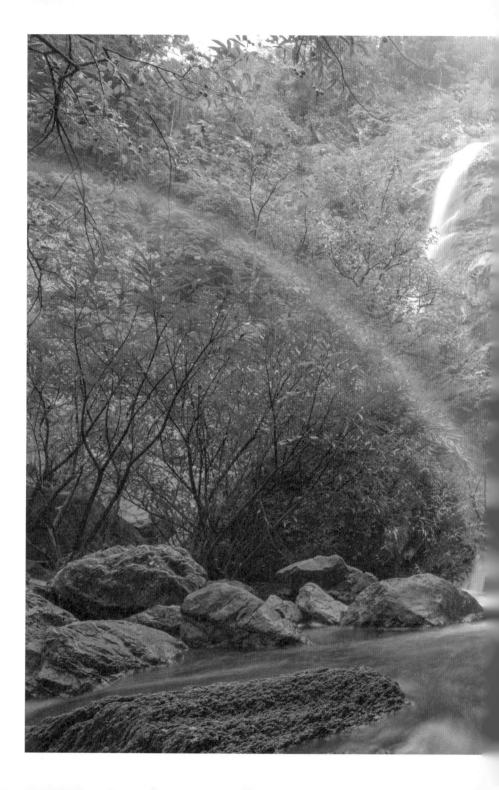

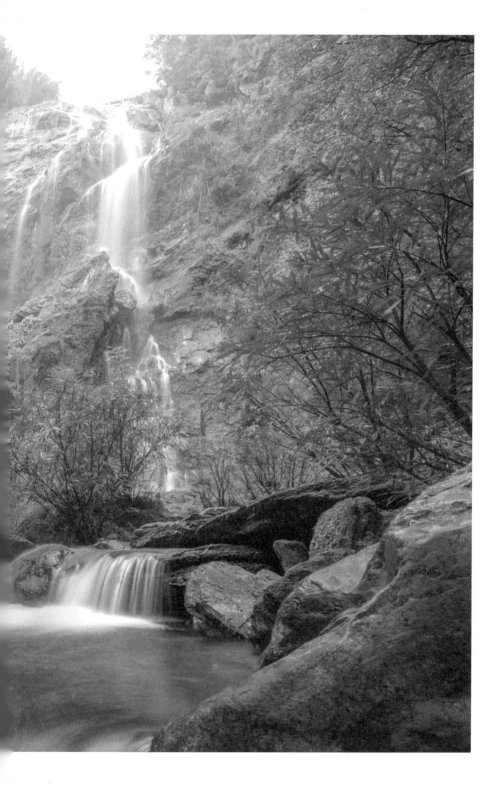

10년을 걸었더니
희망을 만났다

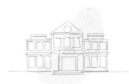

교육부에서 13년을 근무하는 동안 가끔씩 맨발걷기를 했지만 꾸준히 실천하기는 어려웠습니다. 그렇지만 맨발걷기를 삶의 철학으로 삼았기에 매일 맨발걷기를 실천할 수 있는 날이 오기를 손꼽아 기다렸습니다.

그러다 2013년 3월 1일, 모교인 대구교육대학교에서 교수로 일하게 되었습니다. 그렇게 학생들을 가르치면서 그동안 꿈꾸었던 매일 맨발걷기를 시작하였습니다. 이른 출근과 늦은 퇴근으로 힘들었던 중앙부처에서와는 달리 대학교는 출퇴근 시간이 비교적 일정해 실천력을 높일 수 있었습니다. 그래도 가끔씩 회식과 모임이 있어 술 한잔해야 하는 날이 생겼지만 마음을 다잡고 매일 1시간씩 맨발걷기를 실천했습니다.

내가 첫 학생이고, 첫 선생님이었습니다

내가 스스로 실험 대상이 되었던 '맨발학교'는 이렇게 시작되었습니다. 그렇게 맨발걷기는 나의 일상이 되었고, 어느새 3일을 지나고 21일을 지나고 100일을 지나고 1,000일을 지나고, 마침내 10년이 되었습니다.

처음 시작했을 때만 해도 지금처럼 맨발걷기가 알려져 있지 않았습니다. 제가 직접 해보며 꾸준한 맨발걷기는 생각보다 위력이 크다는 것을 알게 되었습니다. 일을 마치고 아무도 없는 운동장에서 맨발걷기를 계속하였습니다. 어쩌면 이 맨발걷기가 오랜 고민인 교육 문제를 풀 실마리가 되어주지 않을까도 생각했습니다.

그렇게 하루도 빠짐없이 맨발로 걸었습니다. 봄, 여름, 가을, 겨울, 눈이 오나 비가 오나 걸었습니다. 저녁 약속이 있으면 마치고 나서라도 맨발걷기를 하러 가는 저를 보며 지인들은 의아해했습니다. 내가 걸어보니 좋더라고 이야기했지만 사람들은 여러 가지 이유로 선뜻 동참해주지 않았습니다.

주로 혼자 걸었지만 고향 친구 한 명이 제 권유를 들어주어 가끔 같이 걸었습니다. 훗날 그 친구는 맨발걷기를 꾸준히 하여 군에서 생긴 동상이 좋아지는 기쁜 결과를 얻었습니다.

가끔은 제자와 같이 걷기도 했습니다. 나와 처음 맨발걷기를 한 제자는 교육대학교를 졸업하고 임용고시에 수석으로 합격하여 교사로 근무하다 지금은 박사학위 과정으로 미국에서 공부하고 있습니다. 미국에 가기 전 만났을 때, 거기에서도 피곤하면 맨발로 땅을 밟으라고 조언을 해주었습니다.

예전에 제자와 같이 걷던 학교 흙 운동장에는 인조잔디가 깔려 지금은 퇴근 후 집 근처 흙 운동장이나 가까운 공원을 찾아갑니다. 직장인으로 살다 보면 불가피한 출장이나 이런저런 이유로 맨발걷기를 못하는 날도 1년에 몇 번 생기는데 그럴 때는 다음 날에 전날 못 걸었던 시간만큼 했습니다.

맨발걷기의 시간이 길어질수록 생각도 깊어졌습니다

그렇게 혼자 묵묵히 맨발걷기를 한 지 3년이 지났습니다. 뜻을 갖고 시작했지만 힘들 때도 있었습니다. 그때마다 추운 겨울에 동상에 걸리지 않고 맨발걷기하는 방법을 가르쳐주신 분의 말씀이 생각났습니다.

"건강해져서 무엇을 할 건데요?"

"건강 자체도 좋은 것 아닌가요?"

"맨발걷기는 단순히 몸을 좋아지게 하는 운동이 아닙니다. 맨발걷기는 자연과 하나되는 수련입니다. 좋아진 몸으로 좋은 세상을 만드는 것이 중요합니다."

결국은 마음을 바르게 잘 쓰고, 인성이 회복되어 공생하는 것이 인간이 기본적으로 해야 할 도리라고 늘 말씀하셨습니다.

맨발걷기의 진수를 가르쳐준, 존경하는 스승은 50여 년째 하루도 빠짐없이 맨발로 걸으시고 이제 70대 중반의 연세가 되었지만 청년의 얼굴을 가지고 있습니다.

그분 덕분에 맨발걷기를 통해 건강해져서 무엇을 해야 하는가, 우리는 맨발걷기를 통해 어떤 사람으로 살아갈 수 있는가, 하는 근원적인 질문을 스스로에게 더 자주 할 수 있었습니다.

온전히 나를 만나는 시간, 나를 사랑한 10년의 시간

그 시간은 내 몸과 마음에 오롯이 기록되었습니다. 흔히들 10년이면 강산이 변한다고 하는데, 마음을 먹고 뜻을 세워 10년을 실행해나가면 뭐라도 이룰 수 있습니다. 저의 10년 또한 그러했습니다.

예전에 어느 임금님이 암행을 나갔는데 길에서 굴러다니는 사람을 만났다. 임금님이 그를 불러 걸어 다니면 될 것을 왜 굳이 굴러다니냐고 이유를 물었다. 그는 한양에서 10년만 굴러다니면 뭐가 되어도 된다는 말을 믿고 10년째 굴러다니는 중이라고 대답하였다. 임금님은 그의 10년 동안의 우직함과 꾸준함을 인정해 고개를 끄덕였다. 그래서 그를 포도청에서 일하도록 하였다.

저는 그저 신발을 벗고 흙을 찾아 걸었을 뿐입니다. 비가 오나 눈이 오나 걸었습니다. 비웃음에도 굴하지 않고 한양 땅을 구르고 구른 옛이야기처럼 꾸준히 맨발걷기를 하였을 뿐입니다.

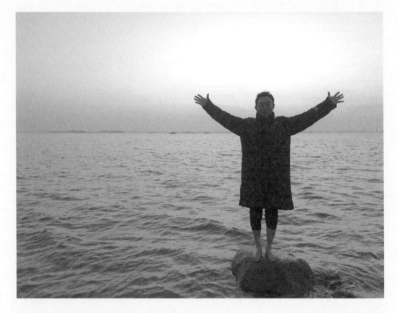

10년의 맨발걷기는 나를 성장시켰고 기적을 만나게 했습니다. 건강이 좋아졌고 마음이 평화로워졌습니다. 맨발걷기의 체험담을 이웃과 나누었고, 수만 명의 사람들이 맨발걷기를 알게 되었습니다.

'흙길을 맨발로 걷는다는 것' 그것은 10년이 지난 지금도 여전히 저에게는 설렘입니다. 하루 일과를 마치고 신발을 벗을 때마다 '오늘은 어떤 느낌으로 흙이 나에게 다가올까' 기대가 됩니다.

3,000번을 훨씬 넘게 만났지만 흙은 단 한 번도 어제와 같은 느낌이 아니었습니다. 저에게 맨발걷기는 단순한 걷기 운동이 아닙니다. 나를 만나고, 자연을 만나고, 멀리 떨어져 있는 가족을 만나고, 지나간 오늘을 만나고, 내일을 만나는 시간이었습니다. 나의 과거와 미래가 만나는 곳입니다. 내가 나의 시간과 공간을 디자인하는 순간이기도 합니다.

10년을 하루도 빠짐없이 맨발로 걸었더니 저에게도 선물이 주어졌습니다. 저의 교육철학과 맨발걷기 교육을 응원하는 사람들이 늘어나고, 맨발걷기로 몸과 마음의 건강을 회복하는 사람이 많아졌습니다.

저의 맨발걷기는 대한민국 맨발학교 10년의 역사와 함께합니다. 맨발학교는 이제 전국 규모의 맨발걷기 교육문화 공동체가 되었습니다.

10년을 걸었더니 희망을 만났습니다.

1만 시간의 법칙, 꾸준함으로
맨발걷기를 알리다

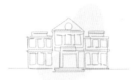

'1만 시간의 법칙'을 만든 스웨덴의 심리학 박사 안데르스 에릭슨 (Anders Ericsson)은 어떤 분야에서든 전문가가 되려면 1만 시간 이상을 쏟아부어야 한다고 하였습니다. 물론 단순히 1만 시간을 보낸다고 그 분야의 최고가 되는 것은 아닙니다. 진정성 있는 1만 시간이 필요합니다. 1만 시간을 채우는 데 하루 1시간씩 한다면 27년 5개월, 2시간씩 한다면 13년 9개월, 3시간씩이면 9년 2개월이 걸립니다.

맨발걷기, 수학, 피아노, 축구나 스케이트, 수영, 야구, 체조 등을 하루 1시간이든 2시간이든 3시간이든 꾸준히 하는 것은 말처럼 그렇게 쉬운 일은 아닙니다. 1만 시간을 채우려면 최소한 10년 이상은 정성을 들여야 합니다.

수학의 노벨상이라 불리는 필즈상을 수상한 허준이 교수도, 반 클

라이번 콩쿠르 최연소 우승을 한 임윤찬 피아니스트도, 손흥민, 김연아, 박태환, 박찬호, 양학선 선수도 모두 꾸준히 한 사람들입니다. 뛰어난 재능을 타고났더라도 꾸준함 없이는 그 분야의 최고가 될 수 없습니다.

꾸준히 하려면 자발성이 있어야 합니다. 재미가 있어야 자발성이 생깁니다. 재미있으면 오래합니다. 오래하면 집중을 하고 재능이 있다는 칭찬도 듣습니다. 칭찬받으니 계속하고, 계속하니 잘하게 되고, 잘하니까 또 합니다. 10년, 20년도 가능합니다. 시켜서 하는 것, 억지로 하는 것은 절대로 1만 시간을 할 수 없습니다. 자발적으로 꾸준히 즐기는 사람은 어떤 어려움도 이겨낼 수 있습니다.

저는 10년 동안 꾸준히 맨발걷기를 하였습니다. 누가 억지로 시켰다면 10년을 할 수 있겠습니까? 저의 맨발걷기 10년은 재미있는 시간이었습니다. 흙을 찾아 나서면 기쁘고, 맨발로 걷는 순간은 행복하고, 걷고 나서 달라진 몸과 마음을 만나는 것 역시 즐거웠습니다.

그렇게 저는 한 걸음 한 걸음 1만 시간의 법칙을 몸으로 체득해 나갔습니다.

사이버 맨발학교로 확대되었습니다

시간은 맨발학교도 변화시켰습니다. 2013년 3월부터 뚜벅뚜벅 혼자 걸어오던 '맨발걷기'가 다섯 명의 동지를 만나 교육문화 운동이 되는데 3년이 걸렸습니다. 다섯 명이 열 명이 되고 오십 명이 되던 순간의 기쁨을 아직도 기억합니다.

자연을 맨발로 만나면서 몸과 마음의 여유가 생기는 이 단순한 운동이 가지는 큰 가치를 아는 사람들이 점점 늘어났습니다. 이렇게 몸과 마음이 바뀌니 그 선물을 나누고 싶은 마음이 점점 더 강하게 들었습니다.

2015년 9월, 저는 30년 만에 대학 동기를 만났습니다. 흙길 맨발 걷기에 대하여 이야기하고 한번 해보라고 권했습니다. 친구는 당연히 망설였습니다. 찔리면 어떡하지, 추운 날씨에 동상이 걸리면 어떡하지 등등의 걱정을 하였습니다.

"찔리면 약 바르면 되지, 뭐."

이렇게 말했던 기억이 납니다.

1년 뒤 어느 음악 발표회에서 그 친구를 다시 만났습니다. 나에게 맨발걷기를 계속하냐고 묻기에 하고 있다고 대답했습니다. 친구는 "얼굴을 보니 맨발걷기가 정말 좋은가 보다"라고 하였습니다.

어느 날 그 친구에게서 전화가 왔습니다. 맨발걷기를 하여 100일이 되었는데 몸이 건강해지고, 마음도 편해지고, 머리까지 맑아졌다는 것입니다. 그러면서 그 친구는 이렇게 좋은 것은 SNS로 모임을 만들어 같이하면 처음 시작하는 사람들에게 도움이 되지 않겠냐는 제안을 하였습니다.

2016년 10월 10일.

맨발학교가 '사이버 맨발학교'로 확대되는 운명의 날이었습니다.

3년 6개월 동안 실험학교로 운영되던 맨발학교가 사이버 맨발학교의 모습으로 세상에 나왔습니다. 맨발학교 임원 모두가 모인 날이 하필이면 10월 10일이었습니다.

완성의 숫자 10이 두 개 겹친 날, 맨발학교 운영에 대한 회의를 마친 후 가까운 초등학교로 갔습니다. 처음 가본 학교였는데 반갑게도 맨발걷기에 좋은 아늑한 흙 운동장이 있었습니다. 맨발걷기를 마치고 기념 촬영을 하려고 보니 학교 뜰에 단군상이 있었습니다. 세종대왕상, 이순신 장군상이 아니었습니다. 고조선을 건국한 단군왕검상이었습니다. 가슴이 벅차올랐습니다.

오늘의 출발이 학교를 바꾸고 세상을 바꿀 수 있겠다는 큰 희망을 가지게 되었습니다. 고조선의 건국이념이 '홍익인간'이듯이 저의 이 작은 교육문화 운동도 '홍익 교육문화' 운동이 되기를 간절히 기원하였습니다.

꾸준히 맨발걷기를 전하고 있습니다

지금도 저는 전국의 선생님, 학부모, 지역 주민들에게 맨발걷기를 전하고 있습니다. 그러다 보니 맨발걷기로 방송 출연 요청도 여러 번 받았습니다. 방송이 되고 나면 다음 날은 수십 통의 전화를 받습니다. 맨발걷기 관련 문의를 하는 할아버지 할머니의 전화가 많이 옵니다.

그렇게 연결된 전화에 정성을 다해 응대합니다. 겨울에 맨발걷기

후 뜨거운 물에 발을 씻어 동상에 걸린 할머니, 불면증에 시달리는 할아버지, 몸이 불편한 장애인 등 이루 말할 수 없이 많은 분의 고민을 듣고 답변을 하였습니다. 그것이 대한민국 맨발학교의 사명이고 저의 소명입니다.

한 번은 경남 하동의 중학교로 맨발걷기 강의를 나갔습니다. 교원 대상 강의였는데 동네 어르신들도 많이 찾아주셨습니다. 알고 보니 학교에서 지역 주민들을 위해 강의를 공개한 것입니다. 저의 강의를 통해 맨발걷기에 대해 이해를 넓힌 하동 분들은 학교에 감사를 표하였습니다. 이후 하동맨발학교가 세워지면서 그 지역에서도 맨발걷기가 활성화되었습니다.

시간과 공간은 다르지만 저의 책이나 맨발학교 유튜브 영상을 보고 열심히 같이 걸어준 분들에게 감사의 마음이 듭니다. 경기도 용인의 어느 초등학교에서도 지역 주민과 함께하는 맨발걷기 강의를 하였는데 그때 용인맨발학교가 만들어지고, 지금도 그곳에서는 열심히 맨발걷기를 하고 있습니다.

전남 완도군청이 주최한 맨발걷기에서는 주민들과 명사십리를 같이 걸었습니다. 명사십리 해변에서 식당을 하는 아주머니는 맨발걷기를 꾸준히 해서 방광이 좋아졌으며 무지외반증도 개선되었다고 자랑하였습니다. 강원도에서 완도 해변을 찾은 어떤 암 환자는 맨발걷기로 숙면을 취한다고 이야기해주었습니다. 맨발로 2시간을 걸으면 2시간을 푹 자고, 3시간을 걸으면 3시간을 자고, 4시간을 걸으면 4시간을 잘 수 있기에 해변가를 매일 5시간씩 걷는다고 하였습니다. 5시간은 푹 잔다는 것입니다.

우리 주위 곳곳에 맨발학교가 있습니다

대한민국 맨발학교는 처음에는 대구에서 시작하였으나 지금은 서울에서 제주도까지 전국에 100여 개가 있습니다.

대구맨발학교, 서울맨발학교, 인천맨발학교, 부산맨발학교, 용인맨발학교, 포항맨발학교, 제주맨발학교, 남해맨발학교, 춘천맨발학교, 거창맨발학교, 충남맨발학교, 공주맨발학교, 광주맨발학교, 목포맨발학교 등 지역 맨발학교가 있고 회사나 동호회 맨발학교도 세워졌습니다.

평상시에는 모두 SNS에 자신의 맨발걷기 인증샷을 올리고 서로 격려하며 함께 맨발걷기를 실천합니다. 지역의 맨발학교들은 형편에 따라 매월 오프라인 모임을 하고 맨발학교 나들이, 축제도 엽니다. 오프라인 정기모임에서는 함께 걸으며 맨발걷기 100일이 된 사람에게 상도 수여합니다. 요즘은 1,000일 상과 2,000일 상을 받는 사람도 많이 늘었습니다. 차츰 더 많은 회원이 3,000일, 10년 상을 받을 것입니다.

대구맨발학교에서는 매달 오프라인 모임을 합니다. 함께 맨발로 걸으며 정보를 나누고, 걸으면서 변화한 몸과 마음에 대해 이야기를 나눕니다.

사이버 맨발학교에 올린 간단한 소감과 맨발걷기 인증 사진을 모아 기록으로도 남겼습니다. 『맨발로 걸었더니』(2017)에는 맨발걷기를 만나 감동하는 많은 사람의 이야기가 담겼습니다.

제가 맨발걷기를 시작한 지 23년이 지났습니다. 그 시간 동안 맨발학교의 씨앗이 전국 방방곡곡으로 전해져 꽃피우고 있습니다. 기쁘고 감사한 마음입니다.

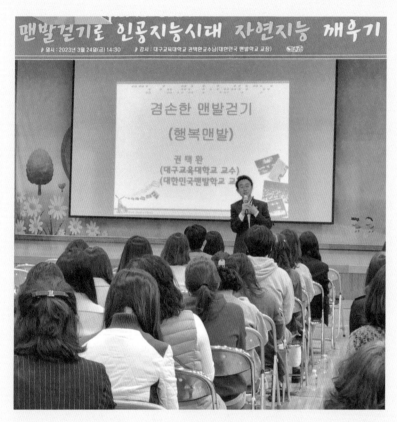

학교에서 교사 대상 강의를 했는데 지역 주민들까지 찾아와 강당을 채워주었습니다.
맨발걷기가 교육문화 운동으로 자리 잡는 것 같아서 참 기뻤습니다.

맨발걷기 모임이 아니라
맨발학교다

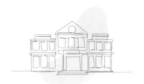

이제 대한민국 맨발학교는 개교 10주년이 지났고, 맨발걷기를 100일 이상 실천한 회원도 2만 명이 넘습니다. 맛있는 음식이 있으면 이웃과 나누듯이 내가 만난 '흙길 맨발걷기'라는 보물을 많은 사람과 나누다 보니 저 혼자 시작한 맨발걷기가 수만 명이 함께하는 전국 규모의 대한민국 맨발학교가 되었습니다.

맨발학교는 홍익의 학교입니다

맨발로 걸으면 무조건 모든 병이 낫는다고 주장하는 단체가 아닙니다. 아픈 사람들이 병의 치료만을 생각하며 모인 곳 역시 아닙니다. 우리는 맨발걷기를 통해 자연에 대한 사랑과 생태적 감수성을 기르고, 자연과 더불어 우리 모두가 행복하게 살면서 홍익의 세상을 꿈꿉니다. 우리의 모임이 '학교'인 이유입니다. 학교는 체, 덕, 지를 고루 갖추기 위해 함께 공부하는 곳입니다. 단순히 몸의 건강(체)만을 지향하는 것이 아닙니다.

마음을 엉망으로 쓰고 음식도 엉터리로 먹으면서 맨발걷기만 한다고 질병의 치유를 꿈꿀 수 없습니다. 자연과 대화하면서 겸손히 걷고, 그 보답으로 몸이 건강해지면 감사한 마음을 갖고, 설령 내 몸에 아직 아픈 곳이 남아 있더라도 그것까지도 사랑하는 것, 온전히 지금의 나를 아는 것, 그러기 위해 마치 학교처럼 매일매일 공부하는 것이 궁극적인 목표이기에 맨발학교를 만들었습니다.

맨발학교는 스스로 몸의 주인이 되기를 선언하고 하루 1시간 이상 자신과 자연을 사랑하며 내 몸과 소통하고 좋은 행동 습관을 기르는 행복학교입니다. 맨발로 걷는 순간의 기쁨을 알고 행복을 누릴 줄 아는 지혜로운 사람들이 모인 곳입니다.

단순한 것이 강합니다. 세상을 살리는 것은 절대로 복잡하지 않습니다. 사람을 살리는 비법도 간단합니다. 간단한 것에 강함이 숨어 있습니다. 걷는 것만큼 간단한 것이 없습니다. 단순할수록 큰 힘이 나옵니다. 이것이 우주의 법칙입니다.

"우주와 하나됨을 느낀다면 내 몸 안의 자연치유력이 회복되리라."

맨발로 걷다 보면 자연의 작은 변화에도 감동하고, 감동하면 감탄이 나오고, 감탄하면 감사한 마음이 생깁니다. 내가 잘나서가 아니고 자연이 나에게 먼저 베풀어주었기에 가능한 일입니다.

맨발걷기는 삶의 태도입니다

인생을 살아가는 힘은 학창 시절의 성적에서 나오지 않습니다. 시험을 앞두고 눈 비비며 일어나 앉아 최선을 다해본 그 기억이 우리가 힘든 세상을 살아가게 하는 밑거름이 됩니다. 그렇기에 맨발걷기는 목표가 아니라 건강과 행복으로 가는 과정이며 도구입니다.

맨발학교에 입학했다면 힘을 빼고 걸어야 합니다. 욕심으로 걸어서는 안 됩니다. 맨발걷기 그 자체를 기뻐하며 감사한 마음을 가질 수 있으면 좋습니다. 과정을 즐기며 맨발걷기를 하다 보면 누구에게나 어느 날 기적이 일어납니다.

또 맨발학교에서 배움을 실천하면 저절로 예절(禮節)이 생깁니다. 뼈와 뼈가 만나는 곳에 관절(關節)이 있는데 관절의 핵심은 마디의 꺾임입니다. 꺾여야 밥을 먹고, 글씨를 쓰고, 요리를 하고, 운동도 할 수 있습니다. 예를 갖출 때는 꺾임이 있어야 합니다. 손을 모으고 허리를 굽히고 고개를 숙이는 것이 예절의 시작입니다.

대한민국 맨발학교 제주지회는 현직 교장선생님이 회장을 맡고 있습니다. 제주지회는 맨발학교 행사에서 휴지와 병 조각을 줍고, 플라스틱 조각도 모읍니다. 진정한 맨발학교의 정신입니다. 제주의 아름다움을 오랫동안 간직하기 위해 자신을 숙이고 자연에 대한 예를 다합니다. 매번 맨발걷기를 하고 나면 제주가 더 아름다워집니다.

맨발걷기를 통해 배운 예절은 마음을 편안하게 만들어 좋은 생각을 하도록 이끕니다. 정(精: 몸)이 충만해지면 기(氣: 마음)가 장해지고, 기가 장해지면 신(神: 뇌)이 반짝반짝 빛나서 좋은 아이디어도 나옵니다. 이를 정충(精充), 기장(氣壯), 신명(神明)이라고 합니다.

반드시 순서가 있습니다. 정충 → 기장 → 신명 순입니다.

이러니 창의력도 단순히 뇌의 문제만이 아니라 튼튼한 몸과 바른 인성이 기반이 되어야 합니다. 건강한 신체에 건강한 정신이라는 말은 있어도 건강한 정신에 건강한 신체라는 말은 없습니다.

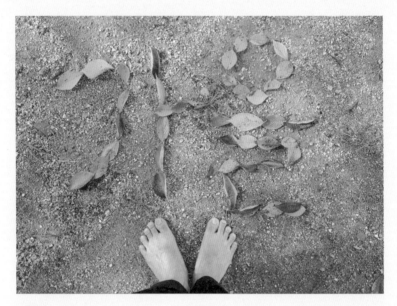

맨발학교 회원들과 함께 주변을 깨끗이 정돈했습니다. 한쪽에 모아둔 단풍잎 더미에서 예쁜 잎사귀들을 골라 멋지게 글자도 만들어보았습니다.

5無 학교, 진리는 단순하고
실력은 꾸준함에서 나온다

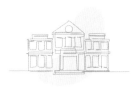

맨발학교의 모임에는 회비가 없습니다. 회비가 없으니 총무도 감사도 없습니다. 맨발걷기 외의 일들에 마음을 쓰지 말고, 그 시간에 나가서 조금이라도 더 걷자는 것이 맨발학교의 철학입니다. 문경새재로 맨발걷기 나들이를 갈 때면 희망자만 참가비를 내고 다녀옵니다. 행사 후 돈을 남기거나 모으지 않습니다.

한 달에 한 번 모이는 맨발학교 정기모임에서 식사를 하면 자기 밥값은 자기가 냅니다. 그러니 회비가 밀려서 모임에 나오는 것이 불편한 사람도 없습니다.

햇빛을 쬐고 좋은 공기를 마시고 땅을 밟는 데는 돈이 필요하지 않습니다. 가끔 100일 상을 받은 사람이 자발적으로 떡을 해와서 맛있게 나눠 먹기도 합니다.

맨발학교는 산에 갈 때 마이크를 사용하지 않습니다. 이동식 간편 마이크조차 거의 쓰지 않습니다. 산을 찾는 것은 온전한 자연을 만나기 위함입니다. 산새의 노래를 듣고, 제비꽃의 아름다움을 느끼며, 계곡의 물소리와 함께하려고 합니다. 앙상한 가지만 남은 겨울산이라면 그 나름의 운치를 조용히 마주합니다.

맨발걷기는 자연과 하나되기입니다. 문명의 소리로 자연의 소리를 놓쳐서는 안 됩니다. 조용히 걷고 싶어서 온 다른 사람을 방해해서는 안 됩니다. 땅에서 자라나는 풀꽃과 나뭇가지 사이로 들려오는 바람 소리와 하나되어 걸어보세요.

맨발학교에서는 종교나 정치 이야기 역시 하지 않고, 물건을 파는 일도 없습니다. 오로지 맨발걷기 정보와 소감, 직접 체험한 사례를 나누고 100일, 1,000일이면 격려하고 축하해주는 행복학교입니다.

맨발학교는 꼭 갖춰야 하는 다섯 가지가 없습니다
학교 건물, 교재, 시험, 시간표, 졸업입니다.

먼저 건물이 없습니다. 흙이 있는 곳이면 어디든 그곳이 학교가 됩니다. 학교 운동장도 좋고, 동네 뒷산도 좋고, 바닷가 모래도 좋습니다. 자신이 선택하면 됩니다. 세상천지가 우리의 학교입니다.

교재가 없습니다. 교구도 특별한 옷도 필요 없습니다. 맨발로 가면 됩니다. 준비물은 자신의 발뿐입니다. 맨발로 가면 몸도 뇌도 따라옵니다.

시험이 없습니다. 맨발학교에는 이기고 지는 것이 없습니다. 늦게 걷는다고 질책하는 사람도 없습니다. 굳이 남보다 빨리 가려고 발버둥 칠 필요도 없습니다. 그냥 발길 가는 곳으로 걸으면 됩니다. 꽃이 있으면 꽃과, 나무가 있으면 나무와 함께 걷습니다.

수업 시간표가 없습니다. 새벽에 걸어도 되고, 저녁에 걸어도 되고, 한밤중에 걸어도 좋습니다. 내가 시간을 내어 걸으면 수업이 됩니다. 혼자 걸어도 되고, 친구와 같이 걸어도 됩니다. 혼자 걸으면 철학자가 되어 좋고, 같이 걸으면 동반자가 되어 좋습니다.

입학은 있어도 졸업이 없습니다. 중간에 잠시 맨발걷기를 중단하는 사람은 있지만 언제든지 다시 들어오면 됩니다. 맨발걷기를 시작하면 몸과 마음의 변화에 감동하여 꾸준히 맨발걷기를 하게 됩니다. 맨발걷기에 끝이란 없습니다.

다행히 전국적으로 많은 지자체에서 관심을 갖고 맨발걷기 길을 조성하고 있어 졸업 없이 꾸준한 맨발걷기를 하기에 좋아졌습니다.

대구의 경우, 지자체 중심의 맨발걷기 문화가 활성화되어 남구청의 '맨발대학', 수성구청의 '맨발 아카데미', 달서구청의 '맨발愛청춘' 등이 운영되고 있습니다. 순천만국가정원에도 맨발걷기 길이 조성되었고, 경북도청의 천년 숲 맨발 황톳길, 서귀포시의 황토 어싱광장, 울산광역시의 황방산 황톳길, 경북 성주군 성밖숲 길 등 맨발걷기를 할 수 있는 아름다운 장소가 늘어나고 있어 기쁩니다.

맨발학교의 한 회원은 살고 있는 아파트 안에 맨발걷기 길을 손수 만들어 쓰레기를 매일 치우며 이웃이 걸을 수 있도록 해두었습니다. 맨발학교의 정신을 잘 실천하는 아름다운 이야기입니다.

맨발로 걷다가 떠오른 생각이 교훈이 되었습니다
어느 겨울밤, 달빛마저 사라진 그믐날 영하 10도의 날씨에 눈발까지 날렸습니다. 텅 빈 운동장을 맨발로 혼자 걸었습니다. 맨발걷기의 매력에 푹 빠져 있던 저였지만 오늘은 맨발걷기를 쉴까 하는 생각이 들 만큼 춥고 어두운 밤이었습니다.

계속 운동장을 걷고 있는데 한순간, 아무도 없는 적막함에 오직 나혼자 우주를 가진 느낌이 들었습니다. 혼자여서 외로운 것이 아니고 혼자여서 내가 주인이 된 기분이었습니다. 우주와 내가 둘이 아니고 하나라는 생각이 들면서 아래의 글이 떠올랐습니다.

진리는 단순하고 실력은 꾸준함에서 나온다.
작고 단순한 것도 꾸준히 하는 사람이 행복을 잡는다.

맨발걷기는 쉽고 단순하나 꾸준히 하면 나를 살리는 놀라운 힘을 가졌습니다. 햇빛, 공기, 물, 흙, 땅속의 전자는 모두 공짜입니다. 우주에 존재하면서 우리에게 꼭 필요한 것들이 언제나 공짜입니다. 그냥 준비된 자연을 찾아가면 됩니다. 맨발로 걸으면서 이미 내 안에 주어진 자연지능을 회복하면 됩니다. 원래의 자리인 자연으로 돌아가기만 하면 우리의 감각, 인성, 두뇌가 살아납니다. 맨발걷기는 쉽고 단순하나 꾸준히 하면 나를 살리는 놀라운 비법입니다.

너무 쉽고 간단해서 가볍게 느껴질 수도 있습니다. 복잡하고 어려운 것이 가짜일 수도 있습니다. 쉽다고, 공짜라고 맨발걷기를 우습게 보면 안 됩니다. 맨발걷기는 아주 단순하지만 우주와 하나되는 위대한 움직임입니다. 맨발학교의 회원들은 이런 뜻을 가진 맨발학교의 교훈을 자랑스러워합니다.

스스로 등교하여
자발적으로 공부한다

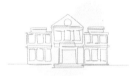

맨발학교에는 출석을 부르는 선생님이 없고 출석부도 없습니다. 본인 스스로 성실하게 출석 체크를 하고 자발적으로 걸어야 합니다. 3일, 21일, 100일, 1,000일…. 모두 스스로 만들어가는 기록입니다. 그래서 맨발걷기는 혼자 하는 맨발공부입니다.

물론 각 지역 맨발학교마다 약간의 운영 차이가 있습니다. 대구처럼 회원 수가 많은 지역은 대부분 평소에는 각자 또는 삼삼오오 맨발걷기를 하다가 한 달에 한 번 같이 모여서 걷습니다. 하동맨발학교처럼 소규모 맨발학교인 경우에는 회원들이 거의 매일 만나 함께합니다.

같이든 혼자든 몸에 익숙해지기 전까지는 아무리 마음을 굳게 먹었다고 해도 매일 나가 걷는 것이 힘들고, 그러다 보면 자칫 동력을 잃기 쉽습니다. 그래서 저는 '꾸준히'가 가장 중요하다고 생각합니다. 적어도 100일은 꾸준히 걸어야 익숙해지기에 오늘은 많이 걷고 내일은 쉬는 것이 아니라 매일 조금씩, 계속해야 한다고 당부합니다.

배우고 때에 맞춰 익히면 즐겁지 아니한가

학이시습지(學而時習之)
불역열호아(不亦說乎兒)

배움과 익힘의 중요성과 기쁨을 말하는 『논어』의 첫 구절로 학교에서 배워 낯설지 않을 것입니다.

여기서 '익힌다'는 것은 여러 의미를 가졌습니다. 습(習)의 한자어는 수천 번의 날갯짓(羽)으로 드디어 창공 높이 날아올라 기뻐하는 아기새 한 마리를 떠올리게 합니다.

익히기 위해서는 어떻게 해야 할까요?

첫째, 바르게 배우고 지켜야 합니다. '횡단보도에서는 일단 멈추어 서야 한다'는 안전 규칙을 배웠으면 등하굣길에서 지켜야 합니다. 배워서 안 사실을 삶 속에서 지키는 노력이야말로 습의 기본 행위입니다.

둘째, 연습해야 합니다. 농구의 기본 동작을 배웠다고 해서 바로 골을 넣을 수 있는 것은 아닙니다. 몸에 배도록 연습해야 합니다. 힘들고 지루한 연습의 과정 없이 농구를 잘할 수는 없습니다. 그처럼 맨발걷기도 몸에 배도록 연습해야 합니다. 몸에 밴 것이야말로 진짜 내 것이라 할 수 있습니다.

셋째, 익을 시간을 가져야 합니다. 술이 익으려면 일정 시간이 필요합니다. 술독의 겉모습은 평온하나 술독 안에서는 시간을 견뎌내며 여러 가지 변화들이 일어납니다. 시 한 편을 배웠거나, 하나의 학문을 알았다면 자기 내면에서 그것을 익혀야 합니다. 천천히 음미하고 사색해야 합니다.

그 익힘의 과정 없이는 인문학적 소양을 기르기 어렵습니다. 맨발걷기는 오래도록 꾸준히 겸손한 마음으로 했을 때 자신과 자연과 우주에 대한 인문학적 소양이 자라나는 놀라운 움직임입니다.

우리의 교육 현장은 많은 것을 바쁘게 가르치기에 급급합니다

습은 없고, 학은 지나치게 넘칩니다. 배우고, 배우고, 또 배웁니다. 그러니 온전히 내 것으로 만드는 습의 시간을 충분히 갖지 못합니다. 익힘의 시간이 없으니 남의 지식일 뿐이고, 내 진짜 지식은 별로 없습니다. 습은 힘듭니다. 내 것으로 만드는 과정은 누구에게나 고됩니다. 하지만 힘든 과정의 끝에서만 성취의 기쁨을 누릴 수 있습니다. 제기차기, 공기놀이, 고무줄놀이가 재미있었던 이유는 그것을 꾸준히 연습해서 기술을 습득해 내 것으로 만들었기 때문입니다. 스스로 해냈을 때 보람을 느낍니다. 그 보람으로 자존감이 길러집니다. 온전한 학은 때맞춰 습이 행해질 때 가능합니다. 그것이 교육입니다.

공부 잘하는 고등학생에게 수학 공부법을 물었더니 학교에서 배운 수학 내용을 친구에게 자주 설명했다고 합니다. 친구에게 알려주고 동생에게 설명하는 행위, 생각을 나의 언어로 내 목소리로 다시 전하는 행위는 배운 것을 충분히 익히는 과정입니다.

초등학교에 입학한 아이가 줄넘기를 시작했습니다. 손과 발의 협응이 안 되고 줄이 발에 걸립니다. 아기새가 날갯짓을 열심히 하듯 습을 해야 합니다. 반복을 하는 것입니다. 연습을 통해 성장합니다. 습의 과정은 또 다른 의미의 학의 순간입니다.

학, 학, 학이 아닌 '학습'이 되려면 시간이 필요합니다. 그 어떤 천재도 한 번에 잘할 수 없습니다. 재능은 노력하는 태도까지를 포함합니다. 어떤 천재도 노력 없이 만들어지지 않습니다. 충분한 시간 없이 제대로 익히는 것은 불가능합니다. 발레를 배우든, 피아노를 연주하든 꾸준한 연습이 필요합니다. 오늘 10시간 연습하고 내일은 쉬는 것이 아닙니다. 모든 성공한 사람들은 좋은 습의 루틴을 만들어 실천합니다.

일어나면 가벼운 운동을 하고 책 읽기
저녁은 가볍게 먹고 잠자기 전에 명상하기
매일 1시간 맨발로 걷기

자신의 삶을 풍요롭게 하기 위해서는 배운 것을 때에 맞춰 습을 해야 합니다. 하나를 가르치고 싶다면 때에 맞춰 습할 시간을 주어야 합니다. 학은 습이 함께할 때 비로소 완성됩니다.

맨발걷기도 학습입니다. 반복해서 꾸준히 하면 이해되지 않던 것이 이해가 됩니다. 억지로 애를 쓰지 않았는데 이해가 나에게 와 있습니다.

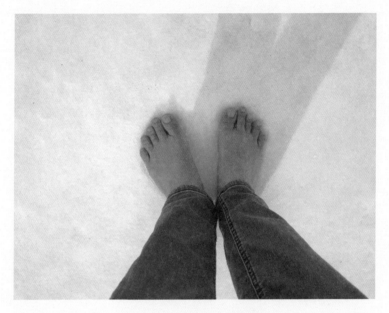

맨발걷기를 꾸준히 해야 비 온 뒤 맨발걷기가 더 효과적이고, 여름의 뜨거운 땅보다
겨울의 차가운 땅이 더 좋다는 것을 온몸으로 이해합니다. 이것이 맨발걷기 학습입
니다.

3일, 21일, 100일을 지나면
평생 다니게 된다

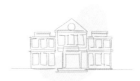

우리 인간은 일반적으로 무엇을 하려고 굳게 결심하고도 3일을 넘기기 어렵습니다. 그래서 '작심삼일'이라는 말이 있습니다.

맨발학교에서도 3일을 넘겨 출석하면 1차 관문을 통과하는 것으로 여깁니다. 그렇게 3일의 첫 관문을 지나고, 21일의 둘째 관문을 지나 100일의 셋째 관문을 통과하면 맨발걷기가 제법 몸에 익숙해집니다.

3이라는 숫자에는 큰 의미가 있습니다

긍정 에너지는 3이 되면 확장되고, 부정 에너지도 3이 되면 증폭됩니다. 셋이 모이면 힘이 생깁니다. 한 번 인정받고 두 번 인정받은 상태에서 세 번 인정을 받으면 그 사람은 대상에게 무한 신뢰를 얻습니다. '삼고초려'라는 말도 있습니다. 한 번 찾아가고, 두 번 찾아가고, 세 번 찾아가면 상대는 마음의 문을 열고 동지가 됩니다. 또 보자 보자 하니 세 번은 도저히 못 참겠다고 화를 냅니다. 참다 참다 세 번째는 폭발하는 것입니다.

우주 역시 3과 깊은 관련이 있습니다. 색의 3원색, 빛의 3원색, 음악 시간에 배운 3화음도 있습니다. 4원색, 4화음이라는 말은 없습니다. 가톨릭 교리에는 삼위일체가 나옵니다. 성부와 성자와 성령은 셋이자 하나이며, 각각 다르면서 사실은 같다는 것입니다. 우리가 추구하는 전인교육의 인간상도 결국은 체·덕·지의 세 가지 품성을 갖춘 인간을 키우는 것을 목표로 합니다.

역사를 공부하다 보면 우리 민족은 특히 3과 깊은 인연이 있음을 알 수 있습니다. 천지인 정신도 3이요, 삼태극의 의미도 3이요, 다리가 3개인 까마귀 삼족오도 존재합니다. 그렇게 한(韓)민족의 유전인자(DNA)에는 3일의 첫 관문이 숨어 있습니다.

맨발걷기든 그림이든 운동이든 첫 3일은 빠지지 말아야 합니다. 친구의 권유로 어쩌다가 맨발걷기를 하고 난 뒤 다음 날 혼자서라도 맨발걷기를 하고, 3일째도 걸으러 나간다면 첫 관문을 사뿐히 넘은 것입니다. 시작이 반입니다.

빠른 사람은 3일이 지나면 몸의 변화를 느낍니다. 3일 만에 소화가 잘되고, 3일 만에 숙면을 취하고, 3일 만에 몸이 가벼워졌다는 사람들도 있습니다.

21일이 두 번째 관문입니다

3을 일곱 번 무사히 넘겨야 하는 것입니다. 아기가 태어나면 부정한 것을 막기 위해 신성한 곳임을 표시하는 금줄을 칩니다. 그 금줄은 출산 후 삼칠일, 즉 21일간 매달아두었다가 대문의 한쪽 기둥에 감습니다. 아이가 건강하게 자라도록 모든 것을 삼가며 경계를 짓는 행위입니다. 맨발걷기도 21일쯤 하면 그때부터는 남들의 시선을 이겨내는 힘이 생깁니다.

21일을 꾸준히 걷는 것은 쉽지 않습니다. 21일간 나와의 약속 지키기는 사소한 일 같지만 해냈을 때 생각보다 성취의 기쁨이 큽니다. 가능하면 21일간도 빠지지 않고 맨발걷기를 하세요. 21일까지 매일 맨발로 걸으면 100일까지 다다를 가능성이 커집니다.

100일을 꾸준히 하면 몸의 변화가 확연히 느껴집니다

저의 경우는 피부가 좋아지고 불면증이 없어졌습니다. 그뿐이 아니라 소화불량이 개선되고 오랫동안 고생하던 안구건조증도 사라졌습니다. 저도 모르는 사이에 무좀도 나았습니다. 몸의 불편함에서 많이 해방되었습니다.

제가 존경하는 이시형 박사는 올해 90세입니다. 그분은 하루도 빠짐없이 아침에 일어나서 운동을 합니다. '꾸준히'가 가장 중요합니다. 맨발걷기도 꾸준히 하면 몸의 건강을 넘어서 마음의 평화까지 맛볼 수 있습니다. 몸이 건강해지면 마음이 편안해지고 자신감이 생깁니다.

걷기는 모든 의사가 입을 모아 권장하는 장수 비법입니다. 『동의보감』의 저자 허준은 약보다는 음식으로, 음식보다는 걷기로 병을 치료하는 것이 낫다고 했습니다. 니체(Friedrich Wilhelm Nietzsche)는 걸을 때 위대한 생각이 나온다고 하였습니다. 키에르케고르(Søren Aabye Kierkegaard)는 무거운 생각도 걸으면 해결된다고 하였고, 루소(Jean Jacques Rousseau)는 생각에 활력과 생기를 불어넣으려면 일단 걸으라고 했습니다.

이왕이면 실내보다는 자연에서 걷는 것이 훨씬 좋습니다. 맨발로 걸으면 더 좋습니다.

맨발학교의 자랑,
내가 나에게 주는 100일 상

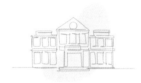

우리나라 어머니들은 예부터 큰일을 앞두고 백일기도를 올렸습니다. 100일은 해야 그 정성이 하늘에 가 닿는다고 여겼습니다. 아이가 태어나면 100일 동안 지극 정성을 다해 보살피고, 백일이 되면 그동안의 무사함에 감사하고 앞으로의 건강을 기원하며 떡을 만들어 나눠 먹습니다.

자신을 설득하고 하늘을 움직이려면 최소한 100일은 필요합니다. 쉬운 맨발걷기도 100일은 반복해야 인생의 철학이 됩니다. 그래서 처음 100일은 가급적 빠지지 말고 실천하도록 권합니다. 100일의 경험은 몸뿐만 아니라 뇌에 각인되어 삶의 방향까지 바꾸기 때문입니다.

맨발학교에서는 누군가 맨발걷기를 시작하면 100일까지 모두가 정성으로 응원합니다. SNS 단체 대화방에서 격려와 칭찬을 아끼지 않습니다. 기본적으로 맨발걷기는 혼자 걸어야 하지만 절대 외로운 길은 아닙니다. 혼자이면서도 여럿이 함께합니다. 맨발걷기를 어색해하고 힘들어하는 회원들도 다른 회원의 응원에 힘입어 꾸준히 실천하며 공명의 힘을 체험합니다.

맨발학교에서는 100일 상을 줍니다

꼭 하루도 빠짐없이 100일을 해야 주는 상은 아닙니다. 하루도 빠짐없이 100일을 하는 사람도 있고, 110일 만에 100일을 채울 수도 있습니다. 포기하지 않고 틈틈이 실천하여 6개월이 지나서 100일 상을 받는 경우도 있습니다.

스스로 한 출석 체크로 100일이 되었다고 연락해오면 맨발학교에서는 100일 상을 수여합니다. 맨발학교 교장인 저의 이름으로 주는 상이 아닙니다. 상을 주는 사람과 받는 사람이 같습니다. 즉 자신이 자신에게 주는 상입니다.

100일을 성공해 얻은 한계 극복의 경험은 다른 곳에서도 발휘됩니다. 100일 맨발걷기를 하면 건강은 물론 자신을 사랑하고 타인을 배려하는 마음이 생깁니다. 특히 초·중·고 학생들이 100일을 꾸준히 실천한 경험은 학교생활과 학업 성취에 큰 영향을 미칩니다.

맨발학교 정기모임의 진수는 100일 상 수여의 순간입니다. 100일 상 수상자가 떨리는 목소리로 상장을 읽습니다.

많은 사람이 상장에 쓰인 글을 읽으면서 감동의 눈물을 흘립니다. 내가 나에게 감동했기 때문입니다. 세상에서 가장 큰 가치를 지닌 상, 내가 내 가치를 인정해주고 사랑하겠다는 약속입니다. 100일 동안 오로지 나를 위해 보낸 맨발걷기의 시간들이 스쳐 지나가고, 100일을 걸으면서 몸과 마음의 변화를 느낀 경험들이 떠오르면서 감동이 밀려옵니다.

100일 상 수상자의 소감은 함께한 모든 이의 마음까지 울립니다. 70대의 어르신이 나머지 인생을 희망차게 살아갈 자신감이 생겼다고 할 때, 다리가 아파서 교회 가기가 힘들었던 할머니가 건강해진 다리로 마음껏 교회를 다닐 수 있어 감사하다는 소감을 발표할 때면 모두 숙연해집니다.

어른이 되면서 상 받을 일이 없는 사람에게 맨발학교 100일 상은 큰 기쁨이 됩니다.

학생들에게만 자존감 회복이 필요한 것이 아닙니다. 아이에게도 어른에게도 스스로의 가치를 확인하고 자랑스러워할 순간이 중요합니다. 100일 상을 받는 시간은 꾸준함을 치하하고 기뻐하는 축제이자 힘든 세상을 행복하게 살아가게 하는 에너지 충전의 순간이 됩니다.

그래서 맨발걷기 100일 상은 소중합니다.

홍익맨발제20089호

상 장

권상규

위 사람은 비가 오나 눈이 오나 바람이 부나 서리
가 내리나 하루도 빠짐없이 오로지 나 자신을 지
극히 사랑하여 자연과 하나 되고 지구와 하나 되
는 흙길 맨발걷기 100일을 완수했으며 그 100일
간의 노력으로 스스로에게 감동받아 나의 꿈과
가치와 자신감이 폭풍성장하였으므로 그 정성을
기리어 내가 나에게 상장을 주어 칭찬합니다.

2023년 9월 29일

세상에서 가장 가치로운 나 **권상규** 맨발학교

맨발학교 교장인 저의 이름으로 주는 상이 아닙니다. 상을
주는 사람과 받는 사람이 같습니다. 즉 자신이 자신에게 주
는 상입니다.

10년을 걸으면 맨발명인이 됩니다

맨발학교에서 100일 상을 받으면 그다음에는 1,000일 상, 2,000일 상, 3,000일 상을 받을 수 있습니다. 1,000일은 3년 가까이 걸었다는 것이고 2,000일은 5년 반, 3,000일은 8년을 넘어섰다는 뜻입니다.

2023년 3월 1일은 맨발학교 개교 10주년 기념일로 제가 저의 몸과 마음의 주인이 되겠다고 다짐하고 맨발걷기를 실천한 지 10년째 되는 날이었습니다.

저는 그날 10년을 기념하는 맨발 배지를 받았습니다. 제가 저에게 준 상이었습니다. '맨발명인'이라고 적힌 빛나는 10년 배지를 보며 지난 10년의 노력과 꾸준함에 제 스스로 자랑스러웠습니다. 혼자 시작한 맨발학교가 이제는 수만 명이 동참하는 맨발걷기 문화 공동체가 되어 더욱 기뻤습니다. 지난 10년, 함께 만든 3,652일의 기록은 몸과 마음에 온전히 새겨져 있습니다.

맨발걷기로 내 몸이 건강하고 행복한 사람들이 넘쳐나는 홍익의 세상이 되기를 두 손 모아 기다립니다.

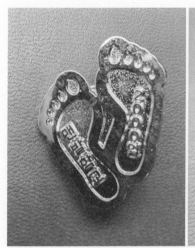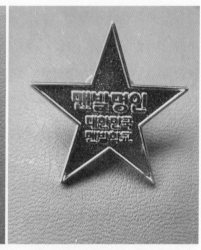

1,000일 배지와 10년 배지.
학창 시절 담임선생님께서 가장 가치 있는 상은 6년 개근상이라고 하셨습니다. 맨발
학교 회원들도 가치 있는 10년 배지를 가슴에 달고 반짝반짝 빛나는 삶을 살아가기를
기원합니다.

맨발학교
전체 소풍 가는 날

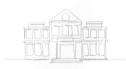

맨발학교는 1년에 한 번씩 전체 소풍을 갑니다. 전국의 맨발학교 회원이 다 모이려면 아주 넓은 장소가 필요합니다. 2006년부터 해마다 8월이면 문경새재에서 한국일보 주최로 '오감만족 문경새재맨발페스티벌'이 열리는데 2018년부터는 대한민국 맨발학교도 이 행사에 함께하면서 전체 소풍을 가는 겁니다.

'오감만족 문경새재맨발페스티벌'은 문경새재 1, 2, 3관문까지 잘 조성된 산길을 맨발로 걷는 행사입니다. 아름다운 풍경을 즐기며 우거진 숲의 그늘에서 맑은 기운을 가슴 깊이 들이마실 수 있어 인기가 많습니다. 무엇보다 마사토와 황토가 적절히 섞인 안전한 길이어서 맨발걷기를 즐겨 하는 사람이라면 누구나 한 번쯤은 걷고 싶어 하는 곳입니다.

문경(聞慶)은 기쁜 소식을 듣고 경사스러운 일의 조짐이 있다는 '문희경서(聞喜慶瑞)의 고장'입니다. 그래서 문경새재 맨발길에서의 걷기는 더 특별합니다. 봄, 여름, 가을, 겨울 아름답지 않은 계절이 없습니다. 진달래 핀 봄 풍경도 좋고, 계곡의 시원한 물소리를 들으며 걷는 여름의 문경 맨발길 역시 좋습니다. 산길인데 물소리를 함께 들을 수 있는 맨발길은 그리 많지 않습니다. 맨발로 물속을 잠시 걸을 수도 있습니다. 우거진 숲길을 따라 걷다가 길가 수로의 흐르는 물에 발을 담그면 삼복더위가 한순간에 날아갑니다. 가을은 단풍으로 화려하고, 겨울이면 진경산수화 같은 길이 펼쳐집니다.

문경새재 길은 장원급제라는 청운의 꿈을 품고 한양으로 향하는 선비가 걷던, 역사가 함께하는 길이기도 합니다. 3개의 관문이 있어 '문경삼관(聞慶三關) 대한삼경(大韓三慶)'이라는 말도 있습니다. 문경에는 나라를 지키는 3개의 관문이 있고, 이곳에서 국가적인 큰 경사 소식을 세 번 듣는다는 예언도 있습니다.

1관문 앞에 펼쳐진 넓은 잔디밭은 맨발걷기를 하는 모든 사람의 가슴을 환하게 만듭니다. 여기서 2관문, 3관문까지 맨발길이 잘 조성되어 있어서 자신의 체력에 맞게 걸으면 됩니다. 문경새재 길은 산길이지만 길이 유순하여 남녀노소 누구나 천천히 걷기에 좋습니다.

3관문으로 가다가 잠시 큰길을 벗어나 옛 과거길로 걸어볼 수도 있습니다. 또 3관문을 넘어서면 충청도 땅이라 경상도 땅에서 충청도 땅까지 맨발로 걷는 기쁨을 누릴 수 있어 체력이 튼튼한 사람들에게 추천합니다.

바닷가로의 맨발 수학여행도 좋습니다

전라남도 완도군 신지면 명사십리의 백사장 길이는 3.8킬로미터, 너비는 150여 미터입니다. 백사장이 넓은데다 솔숲이 함께해 아름답고, 바다와 숲의 좋은 점을 고루 누릴 수 있습니다.

완도에서 군민들과 명사십리 길을 맨발로 걸었습니다. 우리나라 모든 바닷가가 아름답지만 명사십리는 외국의 어느 아름다운 바닷가보다 더 멋집니다.

경북 칠곡의 가산수피아 숲속 황톳길은 여름에도 그늘이 있어 걷기에 좋아 사람들이 즐겨 찾습니다.

경상북도 포항은 철의 도시로 알려졌으나 이제는 맨발걷기의 도시로 변모 중입니다. 포항맨발학교는 지금 수백 명의 회원이 포항 일대의 아름다운 길을 찾아서 걷습니다. 해변과 산을 함께 가진 포항은 걷기 좋은 곳이 많습니다. 포항 송도 솔밭을 비롯해 아름다운 길 30선을 정해 맨발걷기 문화를 펼쳐나가고 있습니다. 제주 서귀포시 숨골공원에는 넓은 황토 어싱광장이 마련되어 지역 주민과 관광객들이 많이 찾고 있습니다.

우리나라 방방곡곡에는 아름다운 맨발길이 수도 없이 많습니다. 가까운 곳에 아름다운 맨발길이 숨어 있기도 합니다. 전국의 맨발 명소를 찾아 맨발걷기 나들이를 떠나보세요.

맨발 시인이 되다

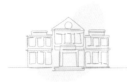

맨발걷기를 하면서 달, 별, 바람, 꽃에 담긴 우주를 만납니다. 맨발걷기로 만난 자연의 모습이 아름다워서, 가슴에서 우러나오는 감사의 마음이 아까워서 자주 휴대폰에 짧은 글을 쓰기 시작했습니다. 그 글들을 다듬고 모아보니 몇 편의 시가 되었습니다.

책상에 앉아서 쓴 것은 하나도 없습니다. 걸으면서, 나무에 기대어, 바위에 앉아서 쓴 시들입니다.

이 시를 2018년 《문예사조》에 응모했고 당선되었습니다. 그해 첫 시집 『싸리꽃 앞에서』가 나왔고, 2021년에는 두 번째 시집 『연둣빛 그리움』을 펴냈습니다. 저는 학창 시절 그림을 잘 그리는 아이였습니다. 그림 그리기 대회에 나가면 꼭 상을 받았습니다. 하지만 글쓰기 대회에 나가본 적은 한 번도 없었고. 시를 쓸 수 있으리라고 꿈꾼

적도 없었습니다.

맨발걷기는 저를 시인으로 만들었습니다

맨발로 천천히 걸으면서 발바닥 자극을 받으니 더 맑은 정신으로 자연을 자세히 관찰하는 습관이 생겼습니다. 늦은 밤, 달빛과 별빛을 친구 삼아 맨발로 걸으면서 만나는 자연은 특별했습니다. 마음속 이야기는 자연을 만나 시가 되었습니다.

　여름이 끝나지 않은 가을날 산길을 맨발로 걷다가 햇빛을 온몸으로 받으며 피어 있는 싸리꽃을 보았습니다. 문득 이른 아침 싸리비로 마당을 쓸던 아버지 생각이 났습니다. 그 순간 가슴에서 나오는 낱말들을 그대로 받아 썼습니다.

　싸리꽃 앞에서

　우리 집 아침은
　싸리나무가 깨웠다
　아버지의 비질 소리에
　온 가족이 깨어나던 때

　내 키보다 큰 싸리비가
　제 몸 바쳐 마당을 쓸고

내 키만큼 작아질 즈음

겨울은 싸리빗살 사이

하얀 눈으로 다가온다

여름내 땀 흘리며

고운 싸리꽃 피우고

한겨울 맨몸으로

하얀 눈 맞으시던

내 아버지처럼

낡고 낡아 마당 귀퉁이

힘없이 서 있는 싸리비

봄, 여름, 가을, 겨울

변함없이 아버지의 싸리비질로

어느새

저도

아버지가 되었다.

맨발로 걷다가 싸리꽃을 보았고, 연보랏빛 싸리꽃에서 아버지를
만났고 한 편의 시가 되었습니다. 이 시를 보고 주변 사람들이 감동
받았다고 했습니다. 맨발걷기를 하지 않았다면 찾을 수 없었던 숨은
재능을 발견한 셈입니다.

그해『싸리꽃 앞에서』는《문예사조》에서 최우수 시집으로 상을 받기도 하였습니다. 기적 같은 일입니다.

맨발걷기는 시인의 마음으로 세상을 보는 시간이었습니다
아래는 두 번째 시집『연둣빛 그리움』의 서문입니다. 맨발걷기가 계속되면서 자연의 변화에 더 많이 감동했고, 바쁘게 살아오면서 몰랐던 자연을 더 많이 느꼈습니다.

산길은 신선하다.
나무의 향기가 몸으로 들어와 노래가 된다.
들길은 평온하다.
봄 여름 가을 겨울이 들판에 머물며 그림이 된다.
해변은 상쾌하다.
바닷물은 발바닥을 타고 내 안의 힘듦을 가져간다.
학교 운동장은 정겹다.
아이들의 재잘거림이 들린다.
깔깔깔 웃음소리가 다가온다.
아이들이 남겨둔 순수한 사람의 기운과 함께 걷는다.
아이들과 공명하다 보면 몸도 마음도 편안해진다.

하늘을 보며 아버지의 기운을 받았고

땅을 밟으며 어머니의 사랑을 안았다.

자연과 하나가 되어 이야기를 나누었다.

꽃도 바람도 낙엽도

산도 강물도 바위도 긴 이야기를 들려준다.

연두는 자연에서 만난 나의 친구이다.

생명은 연두에서 시작되고 늘 연두를 품고 있다.

봄볕에도 가을 들판에도 연두가 있었다.

연두가 들려준 이야기가 시가 되었다.

덕분에 두 번째 시집을 낸다.

　　　　　　　　　　- 2021년 개천절, 연두를 품은 가을 들녘에서

꽃이 피고 지는 것을 맨발로 만나보세요. 봄볕에 피어나는 작은 풀
꽃 한 송이도, 흰 눈 내린 날 마른 잔디의 감촉도 생전 처음 느낄 겁니
다. 자연 속에서 온전히 자연과 하나되는 순간들이 많아질 겁니다.

꽃 속에 핀 꽃

봄꽃은

아지랑이 속에 숨어 있습니다.

여름꽃은
따가운 햇빛도 당당하게 받아냅니다.

가을꽃은
마지막 마음까지 아낌없이 불태웁니다.

겨울꽃은
눈 내리는 추위도 꽃으로 피웁니다.

그대의 꽃은
그 모든 꽃들이 다 피어나야
오직 한 송이 피울 수 있습니다.

맨발학교, 이제 아이들의
학교가 되어야 한다

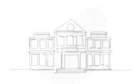

아이들은 밖에서 많이 움직여야 합니다. 지난 3년 동안 코로나19로 전 세계가 마스크를 쓰고 살았습니다. 코로나19로 움직임이 제한된 학생들은 학교에도 다니지 않아 하루 종일 집 안에서만 생활했습니다. 그로 인해 학력격차뿐 아니라 소아비만도 심해졌다는 뉴스를 보았습니다.

이제는 실내 마스크 착용 의무가 완전히 해제되었습니다. 아이들이 햇빛을 만나고, 바깥 공기도 마시면서 걸어야 합니다.

학생들의 움직임 총량이 절대적으로 부족합니다

획일화된 실내 공간에서 몸을 쓰지 못하고 살아가야 하는 학생들을 걱정하지 않을 수 없습니다. 미국 IT업계 종사자는 자녀에게는 IT와

거리를 두는 교육을 받게 합니다. 자연에서 사색하고, 숲 체험과 독서를 즐기며 농작물을 키우고, 목공을 배우는 체험활동이 가득한 학교를 선택합니다. 결국은 그것이 자녀의 창의력과 인성을 키우는 바른 길임을 알기 때문입니다.

또 『운동화 신은 뇌』의 저자이자 운동시키는 교수로 유명한 하버드 의과대학교 임상정신과 존 레이티(John J. Ratey) 박사는 2022년 내한해 언론과의 인터뷰에서 "한국 학생들은 움직이지 않는다. 그러면 뇌 감각이 활성화되지 않고, 이로 인해 창의력을 발휘하지 못하고, 결국은 우울증에 걸릴 확률이 높다"고 말했습니다.

해를 거듭할수록 약물에 의존하는 사람이 늘어나고, 학생 자살률 1위, 학생 흡연율 1위, 행복지수 꼴찌 국가라는 뉴스가 나옵니다. 이런 현실은 몸을 움직이지 않고, 자연을 멀리해서입니다. 운동하고 땀을 흘리면 몸과 마음의 건강은 좋아지게 마련입니다. 언제부턴가 우리는 OECD 가입국 중 학생들이 몸을 가장 움직이지 않는 나라가 되었습니다. 자연 속 친환경 움직임은 더욱 보기 힘듭니다.

이종승은 『교육소비』에서 "한국 초·중·고 12년은 지뢰밭 같다"고 표현하면서 이 어려움을 벗어나기 위한 대안으로 체(體) 교육의 중요성을 강조하고 맨발걷기 교육을 소개했습니다.

학생들이 종일 실내에서 컴퓨터와 스마트폰을 보느라 바깥 생활을 멀리하기 쉽습니다. 날씨가 추워도 운동장에서 뛰어노는 경험을 하도록 기회를 주어야 합니다.

겨울철에도 움직여야 합니다. 날씨가 춥다고 너무 웅크리지 말고 햇빛이 좋은 낮에는 운동장이나 뒷산에 가서 뛰어놀아야 합니다.

'흙에서 놀기'는 아이들의 장래를 생각하면 가장 좋은 투자입니다
아이가 젖꼭지 노리개를 땅에 떨어뜨리면 첫아이 때는 당장 버린 후 새로 사주고, 둘째를 키울 때는 끓는 물에 소독해서 다시 주고, 셋째를 키울 때는 쓰윽 문지른 후 도로 준다는 우스갯소리가 있습니다. 그런데 그렇게 키운 셋째 아이가 오히려 더 건강하고 면역력이 있더라는 얘기가 있습니다.

우리는 사스, 신종플루, 메르스, 코로나19 시대를 경험했습니다. 코로나19가 종식된다 하더라도 또 다른 무엇이 우리를 덮칠지 아무도 모릅니다. 미생물 과학자들도 지금 우리의 아이들에게 물려줄 최고의 유산은 돈이 아니고 면역력이라고 말합니다. 겨울에도 흙이 있는 운동장에서 뛰어놀아야 아이들의 면역력이 높아집니다.

이제 아이들에게 맨발로 맨땅에서 놀 기회와 시간을 주어야 합니다. 그래서 나는 맨발학교가 아이들의 학교로 퍼져나가기를 소망합니다.

하나뿐인 지구, 공생의 감각을 깨워라

미국 유타주와 애리조나주의 콜로라도강에는 그랜드캐니언 댐을 건설하면서 만들어진 아름다운 인공호수 파월레이크가 있다. 붉은 바위와 옥색의 물이 어우러진 광경을 배를 타고 가면서 보면 마치 지구 어머니의 품속으로 들어가는 느낌이 든다. 돌로 만들어진 천연의 다리 레인보우 브리지가 발산하는 신성한 분위기 또한 압권이다.

그러나 지금은 이런 모습을 볼 수 없다. 23년간 지속된 가뭄으로 파월레이크의 수위가 역사상 최저치로 떨어졌기 때문이다. 이로 인해 콜로라도강을 주요 수원으로 사용하는 애리조나주의 도시들 또한 극심한 물 부족 현상을 겪고 있다. 기후변화로 폭염이 계속 발생하면서 옥색의 호수는 수십 년 안에 완전히 사라질 수도 있다.

2022년 11월 방영된 다큐멘터리 〈공생〉의 내용이다. 더 이상 지체할 수도 없고, 더 이상 미룰 수도 없는 지구의 이야기. 우리가 지구의 일부임을 알면 지구의 이야기는 나의 이야기다. 다큐멘터리에서는 이렇게 말한다.

"다음에 올 생명과 인간을 위해서 현재 우리가 해야 할 일은 지구를 소유하고 지배하는 차원에서 벗어나 잘 관리해서 다음 세대의 생명체와 인간에게 넘겨주는 것이다. 그리고 이것은 그 누구도 대신할 수 없고 우리 인간만이 할 수 있다."

이 시대의 가장 중요한 가치는 무엇일까

우리는 지금 공생하는가? 러시아와 우크라이나는 전쟁을 하고, 종교 갈등으로 분쟁이 계속되고, 이념 갈등으로 다툼이 그칠 날이 없다. 공생이 아닌 경쟁과 미움으로 서로를 죽이고 있다. 무엇보다 현재 인간은 지구와도 공생하지 못하고 있다. 우리의 후손들이 공멸할 처지에 놓였다.

이 시대의 모든 문제를 해결할 수 있는 키워드는 무엇일까? 나는 공생의 가치라고 생각한다. 공생은 '모두가 잘되는 것이 가장 좋은 것'임을 아는 것이다. 나도 좋고 너도 좋고 모두가 좋은 것, 이것이 공생이다. 그런데 이런 공생의 이념은 이미 오천 년 전부터 우리에게 존재하였다. 바로 '홍익인간'이다. 대한민국 교육의 이념인 홍익인간(弘益人間), 홍익의 교육, 홍익의 마음이 절실히 강조되어야 하는 때다. 홍익의 개념을 더 풀어서 설명해보겠다.

홍(弘)

홍은 활(弓)과 나(厶)로 이루어졌으며 '내가 활처럼 크고 넓어진다'는 뜻이 있다. 나의 몸은 작은 존재이지만 마음먹기에 따라서는 우주를 담을 수도 있다. 가장 크고 넓은 존재인 나는 활을 타고 세상 어디에도 날아갈 수 있다.

익(益)

익은 좋은 것은 세상과 나눈다는 뜻이 있다. 그릇(皿) 위에 물(水)이
있다. 그릇에 물이 가득 차면 그 물은 저절로 흘러 세상을 적신다. 나
의 논에 물이 차서 넘치면 아래로 흘러가서 온 마을의 논이 메마르지
않고 다 같이 농사를 잘 지을 수 있는 이치와 같다.

홍익인간

'가치로운 내(厶)가 활처럼 날아서 널리 세상을 이롭게 하는 사람'이
다. 단군왕검은 홍익인간의 높은 뜻으로 나라를 세웠다. 역사적으로
그 어떤 국가도 이러한 높은 뜻으로 나라를 세우지 않았다. 지금도 홍
익인간의 이념은 우리나라 교육기본법에서 살아 숨 쉬고 있다.

결국 홍익은 서로 이롭게 하는 것이다. 너를 이롭게 하는 것이 나
를 이롭게 하는 것이고, 나의 이로움이 남의 이로움으로 이어지는 것
이다. 이런 홍익의 마음은 먼저 자신이 가치 있음을 알아야 꺼낼 수
있다. 내가 가치 있음을 알면 타인의 가치를 저절로 느낀다.

우리 대부분은 공멸이 아닌 공생을 꿈꾼다. 교육에서 종교에서 정
치에서 환경에서 공멸이 아닌 공생을 꿈꾼다. 부모는 자녀에게 따뜻
한 품을 제공하고, 학교는 성적과 상관없이 모든 학생이 가치 있음을

알도록 교육하고, 정치인은 모두가 잘되는 것이 최고의 공동체라는 것을 인식하는 공생의 세상을 꿈꾼다.

공생은 어떻게 가능할까

바로 나로부터 가능하다. 나를 소중히 여기는 사람만이 타인을 소중히 여기고, 환경을 소중히 여기고 자연을 소중히 여긴다.

자연에는 자연스러움의 힘이 있다. 인간도 자연이어서 자연스러움을 가졌으나 과도한 물질문명으로 자연스러움을 잃어버렸다. 자연과 손을 잡자. 맨발걷기는 자연과의 공생을 회복할 수 있게 도와준다.

맨발걷기는 우리가 자연 속에 살고 있고, 공생하는 타인 속에 살고 있음을 깨닫게 해준다. 그래서 자신이 가치 있다고 느끼는 만큼 타인을 소중하게 생각하고 자연에게 감사하는 마음을 갖게 한다.

맨발걷기를 실천하는 사람은 버려진 쓰레기를 주울 수는 있어도 버리지는 않는다. 맨발걷기를 하면서 휴지를 버리는 사람을 본 적이 없다. 병을 깨는 사람도 없다. 나를 사랑하기 위해 시작한 맨발걷기지만 걸을수록 타인을 생각하고 자연을 사랑하게 된다. 저절로 지구와 공생한다.

맨발걷기는 겸손이고 자연스러움이다.

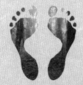

맨발걷기,
교육 현장에서
꽃피다

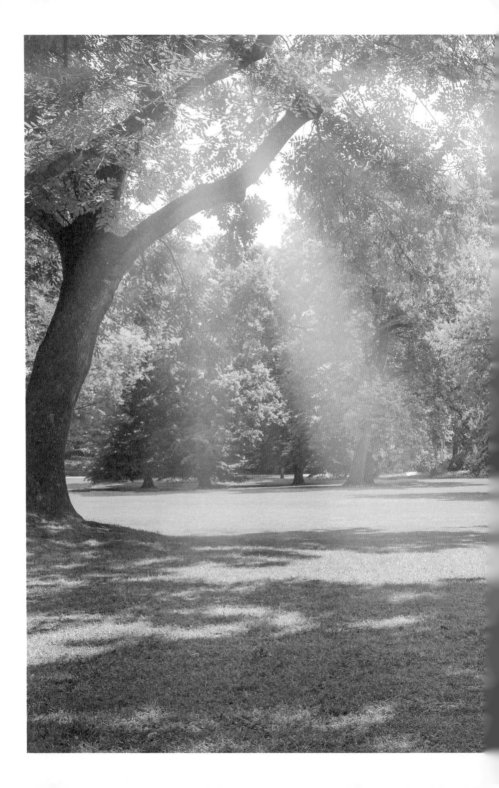

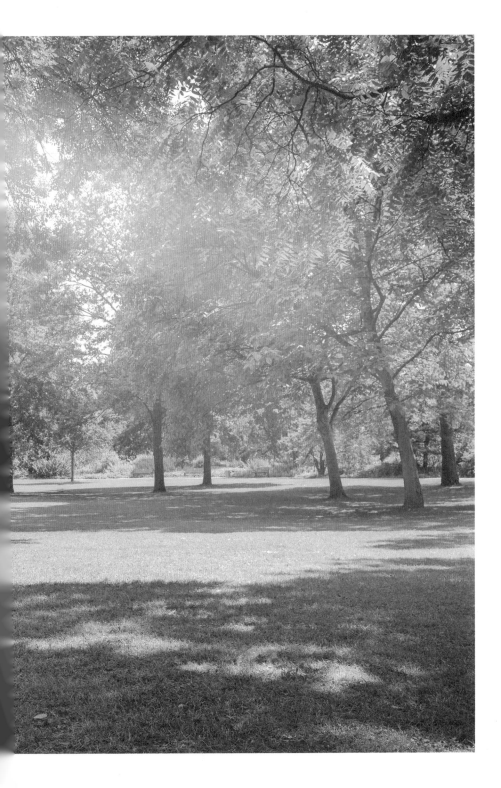

아이들을 자연에서
마음껏 뛰어놀게 하라

오래전 교육부에서 특수교육과장으로 일할 때 장관님의 질문을 받은 적이 있습니다.

"저출산으로 학생들 숫자는 줄어드는데 학교 현장에 가면 정서행동장애, 불안장애, 성격조절장애 등을 가진 아이가 점점 늘고 있어요. 그 원인이 무엇일까요?"

이 질문은 교육자의 한 사람으로 가슴 아픈 교육 현실을 돌아보게 했습니다.

얼마 전 현장에서 만난 한 고등학교 교장선생님도 걱정스러운 이야기를 했습니다. 교장선생님이 교사였을 때는 전교에 불안이나 우울 등으로 약을 먹는 학생이 한두 명 있을까 말까 했는데 요즘은 어떤 학급에는 서너 명씩 된다는 것입니다.

초등학교 현장에서도 주의력결핍 과잉행동장애로 약을 먹는 학생이 많아졌습니다. 현장에서 교사를 만나면 분노 조절이 안 되거나 자기중심적인 학생들이 갈수록 늘어나 힘들다는 이야기를 자주 듣습니다.

유치원은 어떤 상황일까요? 어느 단설유치원 원장선생님은 독감이 유행하면 아이에게 먹여달라고 보내는 약봉지가 100개가 넘는다고 하소연했습니다. 등원한 원아들을 시간에 맞춰 온종일 약 먹이는 게 일이라는 것입니다.

바이러스가 유행이라고 하면 너나 할 것 없이 걸리고야마는 아이들의 면역력을 어떻게 하면 높일 수 있을까요? 늘어난 정서행동장애, 성격조절장애 학생을 어떻게 하면 도와줄 수 있을까요? 이런 학생을 줄일 방법은 없을까요?

교육은 미래를 준비하는 것입니다

교육은 학생이 스스로 살아갈 힘을 길러주는 것입니다. 그래서 마땅히 아이들에게 자립심, 창의력뿐 아니라 면역력을 키워주어야 합니다. 이제 우리는 사스, 신종플루, 메르스, 코로나19로 이어지는 바이러스 시대에 살고 있습니다. 바이러스가 없어지지 않는 세상이라면 그 바이러스를 이겨낼 면역력을 길러주어야 합니다. 그것이 교육입니다.

"왜 정서행동장애, 불안장애, 성격조절장애 등을 가진 아이가 점점 늘어날까요?”

그 질문에 이제는 답할 수 있습니다.

첫째, 움직임이 없으면 교육 현장에서 특별한 지원을 해야 할 학생이 계속 더 늘어납니다.

둘째, 자연을 멀리할수록 힘든 학생들을 많이 만날 수밖에 없습니다.

'자연 속에서 움직임을 많이 하는 것.'

이것이 답이라 생각합니다. 그래서 맨발학교에서는 땅에 집중합니다. 교육 현장의 고민에 대한 답을 움직임과 흙에서 찾았습니다. 학생들이 건강해지고 인성이 좋아지며 두뇌가 활성화되는 구체적인 교육 방법을 알려주고 싶었습니다. 그것은 햇빛과 바람과 흙을 만나면서 많이 움직이는 것입니다.

땅은 인간을 건강하게 살도록 에너지를 제공하는 거대한 배터리입니다. 빗물 한 방울이 바다에 떨어지는 순간 바닷물이 되듯이 맨발로 땅과 접하면 인간은 지구와 하나가 됩니다. 저절로 자연과 친해지고 마음힘(심력)이 회복됩니다.

"진리는 단순하고 실력은 꾸준함에서 나온다. 작고 단순한 것도 꾸준히 하는 사람이 행복을 잡는다"라는 맨발학교의 교훈을 다시 한 번 떠올려봅니다. 학교 운동장이나 가까운 들 혹은 산에서 학생들이 수시로 흙을 만날 수 있도록 하면 좋겠습니다. 총알은 바위를 뚫지 못해도 빗방울은 댓돌을 뚫습니다. 매일 꾸준하게 맨발로 땅과 접촉한 아이들은 몸과 마음이 행복하고 건강해집니다.

문화인류학적으로도 우리는 걸어야 합니다. 움직여야 합니다. 움직임은 선택이 아니고 필수입니다. 우리는 걸어서 살아남았고, 걸을 수 있을 때 행복한 유전인자를 가지고 태어났습니다.

맨발걷기 교육을 현장에 꽃피우기 위해 10년째 노력 중입니다

맨발걷기 교육은 복잡한 프로그램이 있는 것이 아니고, 관 주도의 정책 추진으로 시작한 것도 아닙니다. 맨발걷기로 자신의 몸과 마음이 변화한 현장의 교육자가 중심이 되어 자발적으로 퍼졌습니다.

움직임과 흙을 주제로 한 '맨발걷기 교육'을 하는 학교의 아이들은 등교 후 아침 활동 시간에 맨발로 걷고, 중간 놀이 시간에도 맨발로 뛰어놀았습니다. 어차피 할 체육활동이면 맨발로 하였습니다. 모두 특별히 시간을 내거나 준비해야 하는 것이 없기에 쉽게 실천할 수 있었습니다. 교사가 학생을 억지로 끌고 가서 강제로 하는 것이 아니라 학생들이 스스로 좋아서 꾸준히 합니다.

아이들은 완성된 장난감을 오래 좋아하지 않습니다. 아무리 좋은 장난감도 며칠만 지나면 시큰둥해집니다. 그런데 모래놀이는 하고 또 해도 지루해하지 않습니다. 아이들은 창조하고 싶어 합니다. 흙, 모래, 물놀이는 내 마음대로 창조해볼 수 있는 풍요로운 환경(enrich environment)입니다. 아이들은 풍요로운 환경에서 몰입도가 훨씬 오

래갑니다. 잘 갖추어진 장난감이 가득한 실내 공간에서 긴 놀이를
마친 아이들의 표정을 살펴본 적이 있나요? 그곳은 풍요로운 환경
이 되기 어렵습니다.

촉촉한 모래나 흙을 가지고 놀면 아이들이 행복해합니다
행복하면 몰입합니다. 몰입하면 저절로 주의력결핍 과잉행동장애
가 줄어듭니다. 영유아기 때는 바깥놀이 활동을 통해서 몰입을 체
험해야 합니다. 영유아기 때 지식 중심의 지나친 실내 학습을 한다
면 배움이 재미없다는 생각만 뇌에 저장될 수 있습니다. 뭐든지 억
지로 하다가는 부작용이 생깁니다.

　한국 특파원으로 일했던 덴마크의 마르쿠스 베른센(Markus Ber-
nsen) 기자는 한국의 낯선 교육문화에 대한 글을 썼습니다. 세 자녀
를 기르는 베른센은 아이들에게 장난감을 많이 사주지 않는다고 합
니다. 장난감 없이 자연 속에서 많이 움직이며 놀게 한다는 겁니다.
흐린 날에도 추운 날에도 두꺼운 옷을 입혀서 밖으로 내보냅니다.

　우리가 어렸을 때는 추운 겨울에도 밖에서 놀다가 볼이 빨개져서
집으로 들어왔습니다. 요즘은 거의 찾아볼 수 없는 풍경입니다. 아
이들이 흙도 만지고 낙엽도 만지며 마음껏 놀게 하고 저녁에 일찍 재
우는데 한국에서는 이런 모습을 거의 본 적이 없다며 베른센 기자는
의아해했습니다. 우리의 안타까운 현실입니다.

　자발적으로 이루어지는 놀이와 체육활동을 통해서 습득한 몰입

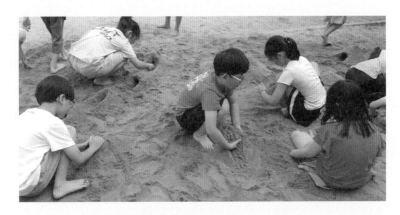

아이들에게 우선적으로 물려주어야 할 유산은 '자립심, 창의력, 면역력'입니다. 이 세 가지는 좁은 실내 공간에서는 키우기 어렵습니다.

은 생활 전반에서 전이를 불러옵니다. 몰입은 또 초등학교에 가면 공부로 전이됩니다. 몸을 움직이지 않는 게임과 도박은 공부 몰입으로 전이가 힘듭니다. 몰입할 때 뇌 활성화 부위가 다르기 때문입니다. 장기적으로 아이들이 공부나 활동에 몰입하기를 바란다면 자연친화적인 놀이 시간을 충분히 주어야 합니다.

유럽은 자폐아 발생률이 미국보다 낮습니다. 어렸을 때부터 자연 생태적인 교육을 주로 하기 때문입니다. 물론 다른 요인들도 있겠지만 친환경 교육 프로그램의 영향을 무시할 수 없습니다. 우리는 이 문제에 더 깊은 관심을 가져야 합니다.

핀란드의 유치원은 놀이와 체육활동이 대부분입니다. 숲 유치원도 많고, 쉬는 시간마다 의무적으로 운동장에 나가는 유치원도 흔합니다. 우리도 유럽처럼 친환경 교육 환경으로 가야 합니다.

움직임과 흙을 학생들에게 돌려주어야 합니다

맨발교육을 실천하는 학교와 학급이 늘어나면서 아이들은 다툼이 줄어들고 집중력이 좋아졌습니다. 흙 놀이 시간을 많이 가진 학교에서는 아파서 결석하는 학생 수도 줄었습니다.

코로나19 이후 학교폭력 심의 건수는 2020년 8,300건, 2021년에 1만 5,600건, 2022년 2만 건에 육박했다고 합니다. 학교 현장에서 학교폭력은 매년 증가해 학생, 교사, 학부모, 학교, 교육 당국 모두 어려움에 처해 있습니다. 지금 학교의 현실은 모두가 힘듭니다. 교사도 바쁘고 학생도 바쁩니다. 그런 현실에서 복잡한 프로그램은 실천하기 힘들어 해결책이 되기 어렵습니다. 단순한 실천이 미래교육의 답이 될 수 있습니다.

교육은 학생들이 평생 쓸 몸과 마음을 온전하게 준비해주는 것입니다. 그럼 우리는 어떤 선택을 해야 할까요? 자연친화적인 놀이야말로 창의성을 높이며 모두가 행복할 수 있는 교육 방법입니다. 지금 당장 지혜로운 선택이 필요합니다.

학교 공간을 바꿔
1층에 교실을 만들자

전국 어느 곳을 가도 학교 건물은 성냥갑처럼 비슷합니다. 밖으로 나가는 출입문이 적습니다. 부족한 땅 때문에 학교가 고층화되면서 운동장 접근은 더 어려워졌습니다. 전에는 학교 건물이 주로 저층이었기에 쉬는 시간에 운동장으로 달려나가 짧지만 달콤한 놀이 시간을 보냈습니다. 마음껏 뛰어놀 수 있었습니다. 하지만 이제는 아이들이 충분히 움직일 수 없는 교육 환경입니다. 그나마 예전에는 동네에서 해거름 때까지 놀았던 골목문화가 있었고, 먼 거리의 학교를 걸어서 다녔습니다. 자연을 접할 기회가 충분하고 많이 움직였습니다.

교실 밖과 교실을 연결하면, 학교 뜰의 큰 나무도 교실이 됩니다
더 늦기 전에 학교를 바꾸어야 합니다. 쉽게 운동장으로 나갈 수 있는 건물 구조를 만들고, 하늘을 보며 산책할 수 있는 공간을 조성하여야 합니다. 뒤늦게 문제를 수습하려고 애써봐야 효과가 별로 없습니다.

다행히 최근 우리나라에서도 공간의 중요성을 인식하고 변화하려는 움직임이 일어나고 있습니다. 예전에는 주로 건축 관련 전문가들이 학교를 설계하고, 그들이 만든 공간에 맞춰 교육활동이 이루어졌습니다. 교실에 스마트 기기는 늘어나지만 마음껏 뛰어놀 운동장의 크기는 줄어들었습니다. 하지만 이제는 학교 건물을 설계할 때 교육 전문가도 참여합니다.

몇 년 전 저도 학교 리모델링 사업 설계 과정에 함께한 적이 있습니다. 대다수 학교 구조는 1층에 교무실, 행정실, 교장실, 당직실, 인쇄실 등 관리실이 배치되어 있습니다. 저는 1층을 아이들에게 돌려주자고 제안하였습니다. 또 중앙복도 한두 곳으로 전교생이 밖으로 나가는 구조에서 탈피하여 1층 교실만큼은 각 교실에서 바로 운동장으로 나가는 교실별 출입구를 만들자고 하였습니다. 복도가 아닌 화단 쪽에 교실 출입문을 추가로 설치해도 좋고, 폴더 창문을 달아 창문을 열고 공부하게 하는 방법도 있습니다. 교실 출입구 주변에는 수도 시설을 만들어 교실로 들어올 때 쉽게 손과 발을 씻도록 하면 더 좋습니다.

이렇게 운동장까지 나가는 동선을 줄이면 쉬는 시간 등 자투리 시간에도 교사와 학생이 부담 없이 바깥 활동을 할 수 있습니다.

친자연적인 교육활동이 가능해져 운동장, 학교 뜰의 나무와 꽃, 하늘과 땅이 넓은 의미의 교실이 된다는 뜻이지요. 이런 저의 제안에 많은 교사가 동참하였고, 학교마다 창의적인 아이디어를 살려 학생 삶 중심의 건물이 만들어지고 있습니다.

아이들의 신나는 발걸음을 상상하니 벌써 가슴이 뜁니다.

아이들이 신나서 학교에 등교합니다

『맨발교실』(2018)에 나오는 열 살 민우(『맨발교실』의 표지 그림과 삽화를 그렸습니다)네 반 선생님은 운동장으로 향하는 출입구가 교실별로 있는 곳에서 1학년 담임을 2년 동안 했습니다. 종이비행기를 만들어 운동장으로 나가 날리고 싶어도 중앙복도를 통해 수업하는 여러 교실을 지나려면 엄두가 나지 않아 머뭇거렸는데 그렇지 않아 매우 좋았다고 합니다. 선생님이 교실에서 비행기를 덜 접은 아이를 봐주는 동안 먼저 완성한 아이들이 교실 밖 공간에서 비행기를 날렸습니다. 담임 교사가 교실 안과 밖의 아이들을 쉽게 돌볼 수 있는 교실 구조이기 때문에 가능한 일입니다.

줄넘기 뛰기와 교실 앞 텃밭 관찰 같은 야외 아침 활동도 하면서 아이들은 점점 더 일찍 등교했고, 건강하고 행복한 1학년 생활을 할 수 있었다고 합니다.

공간이 주는 영향력은 생각보다 큽니다. 생활하는 건물의 천장을 조금만 높여도 아이들의 창의력이 훨씬 높아진다는 연구 결과 역시

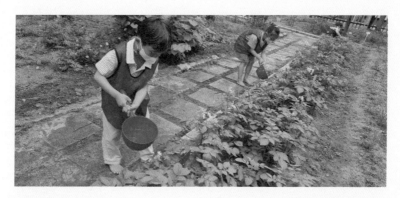

하루에 100분 정도의 시간을 바깥 활동으로 보낸 학생들은 2학기에 접어들면서 다툼이 줄고, 감기 등의 질병으로 결석하는 학생 수가 다른 학급에 비해 확연히 줄어들었습니다.

있습니다. 천장 높이가 3미터인 경우와 2.4미터인 경우 창의력 문제 풀이에서 두 배 가까운 차이를 보인다는 것입니다(유현준, 『어디서 살 것인가』).

지금 당장 집과 교실의 천장을 높일 수는 없지만 쉽게 해결하는 방법이 있습니다. 천장의 높이가 무한대인 밖으로 나가면 됩니다. 야외에 나가 아이들과 많이 움직이고 하늘 아래서 뛰어놀면 창의력은 저절로 좋아집니다. 언제 또 마스크를 의무적으로 착용해야 할지 모릅니다. 코로나19 이후의 햇빛은 더 감사하고, 바깥 공기는 더 고맙게 다가옵니다.

초등학생이 가장 좋아하는 교과는 변함없이 체육입니다

아이들은 운동장에서의 체육 수업을 기다리는데 미세먼지와 폭염으로 실내 수업으로 대체하는 경우가 예전보다 많아진 것도 문제입니다. 아이들은 본능적으로 움직이고 싶어 합니다.

"선생님, 체육 수업 언제 해요?"

초등 교사들이 학생들에게 자주 듣는 말입니다.

인간에게는 충분한 움직임이 필요합니다. 그 말은 최소량의 움직임을 확보하지 못하면 인간이 살아가는 데 문제가 생긴다는 뜻입니다. 초·중·고 시절 체력과 심력이 약한 아이들이 군대에 가면 관심병사가 될 가능성이 있습니다. 움직임 부족으로 인한 문제는 그들이 성인이 되었을 때 복잡한 사회문제라는 부메랑으로 돌아옵니다. 하지만 그것이 어찌 아이들 탓이겠습니까? 그런 환경에서 자라게 한 어른들의 탓입니다.

에리히 프롬(Erich Pinchas Fromm)은 "만약 당신의 아이들이 아프다면 마음껏 놀지 못한 것에 대한 복수"라고 말했습니다. 더 이상 내 아이를 아프지 않게 하려면, 우리의 미래를 밝게 만들려면 자연친화적인 움직임이라는 선물을 주어야 합니다.

교사, 학부모의 의지가 무엇보다 필요한 때입니다. 생각을 바꾸어야 합니다.

바깥 활동을 충분히 할 수 있는 학교 환경이 조성될 때까지 그저 손 놓고 기다릴 수는 없습니다. 학교 건물이 고층화되어 밖으로 나가기 어려운 구조이지만 가능한 방법을 찾아야 합니다. 그럴수록 더 틈틈이 운동장으로 나가 활동해야 합니다.

자연생태적인 교육철학과 의지가 있으면 현실적인 여건이 허락하는 범위에서 공간을 혁신할 수 있다고 생각합니다. 사람이 공간을 만들고, 그 공간이 다시 사람을 만듭니다.

맨발걷기 교육을 시작한
교실의 모습은 다르다

맨발학교의 수만 명 회원들은 처음에는 몸의 변화에 감동하고, 시간이 지나면 마음의 변화에 놀랍니다. 이를 보고 저는 아이들의 변화도 느껴보아야겠다고 마음먹었습니다.

'그래, 맨발걷기가 학교교육에 새로운 패러다임을 가져올 수 있겠구나.'

용기가 생겼습니다.

교육 현장에서도 가능하겠구나

맨발교육을 현장에서 실천하는 최순나 선생님과의 귀한 인연으로 대구 대봉초등학교 3학년 3반 아이들을 만났고 맨발걷기를 시작했을 때의 이야기를 들었습니다. 맨발걷기를 권유했을 때 몇몇 아이들은 처음부터 두려움이 없었다고 합니다.

"선생님, 맨발로 걸으면 뭐가 좋아요?"

"글쎄, 기분이 좋아지는데 한번 해볼래?"

아이들은 그렇게 선생님을 따라 신발을 벗고 양말도 벗었습니다. 뽀얀 아이들의 발이 운동장에 처음 닿았습니다. 호기심 많은 초등학교 3학년, 열 살 아이들과 맨발걷기가 시작되었습니다.

"아프지 않아요?"

"우리 엄마는 발에 흙 묻히면 싫어해요."

"선생님, 발바닥에 불이 나는 것 같아요."

이렇게 말하던 아이들에게 맨발걷기는 새로운 놀이가 되었습니다. 선생님과 학생들이 맨발로 운동장에서 손을 잡고 걸었습니다. 때로는 뛰기도 하면서 자유로움을 만끽했습니다. 아이들은 마음의 말을 선생님과 나누었고, 선생님에게는 아이의 마음이 잘 들렸습니다.

"이런 느낌은 태어나고 처음이에요."

"운동장이 이렇게 부드러운 줄 몰랐어요."

"갯벌체험 온 것 같아요."

봄비 내린 운동장을 걷는 아이들 모두 신나 했습니다. 젖은 땅의 감촉을 온몸으로 느낀 아이들은 교실로 들어가고 싶어 하지 않았습니다. 꽃샘추위 속에서도 즐거운 맨발걷기는 계속되었습니다.

"한 번만 맨발로 걸어봐. 진짜 부드럽고 좋아."

"초코아이스크림 위를 걷는 기분이야."

머뭇거리던 아이들을 젖은 땅으로 이끈 것은 친구들이었습니다. 친구의 권유로 첫 맨발걷기를 경험한 아이가 다가와 속삭입니다.

"선생님, 친구들 말이 맞아요. 기분도 좋아지고 느낌도 좋아요. 이제 매일 할 거예요."

아이들이 저절로 공부합니다

맨발로 시소를 타고, 맨발로 공놀이도 하고, 맨발로 달팽이놀이도 합니다. 아이들은 맨발걷기에 익숙해졌고 맨발놀이는 자랑거리가 되었습니다. 누가 먼저인지 모르지만 아이들은 교실에서 맨발로 공부하기 시작하였고, 교실은 방처럼 편안한 공간이 되었습니다.

운동장 맨발놀이로 아침을 시작하는 학급에서는 맨발줄넘기, 맨발달리기, 맨발모래놀이, 맨발달팽이놀이, 맨발피구를 마치고 찬물에 발을 씻고 교실로 들어갑니다.

수업이 시작되기 전, 바른 자세로 앉아 눈을 감고 몇 차례의 심호흡을 합니다. 신나게 걷고 활기차게 뛰어놀았던 마음을 차분히 가라앉힙니다. 이내 수업에 집중하는 아이들의 모습이 대견합니다.

수업을 마치고 하교하기 전 아이들은 매일 세 가지 구호를 크게 외칩니다.

"나는 날마다 모든 면에서 점점 더 좋아집니다. 나는 나를 사랑하고 친구를 존중합니다. 나는 행복합니다."

아이들은 박자에 맞추어 손뼉을 치며 즐겁게 노래도 부릅니다. 비록 쉬는 시간에 친구랑 가벼운 다툼이 있었을지언정 마음은 이내 환해집니다. 노래하다 눈이 마주치면 그냥 웃습니다. 관계 회복이 자연스럽게 이루어집니다.

선생님, 집에 다녀오겠습니다

3학년 3반에서만 들을 수 있는 독특한 하교 인사입니다.

하굣길 아이들은 아직도 교실에서 불렀던 노래를 흥얼거리며 집으로 향합니다.

"학교가 참 좋다. 빨리 학교에 오고 싶다. 친구들이 좋다. 선생님이 좋다."

아이들 입에서 나오는 행복의 소리입니다. 몇 년째 맨발걷기 교육을 실천하는 초등학교에서 자주 볼 수 있는 모습입니다.

짜증이 줄어들었어요.

기분이 좋아졌어요.

키가 자랐어요.

오빠가 독감에 걸렸는데 저는 안 걸렸어요.

수학 문제가 잘 풀려요.

집중이 잘돼요.

우리 가족 모두 사이가 좋아졌어요.

친구가 많아졌어요.

맨발걷기, 교육 현장에서 꽃피다

'맨발놀이 100일 프로젝트'가 진행되면서 아이들이 밝힌 소감입니다. 단지 맨발로 걷고 달렸을 뿐인데, 단지 운동을 매일 했을 뿐인데 아이들은 몸과 마음의 의미 있는 변화를 체험했습니다. 이것을 보면서 저는 교육 현장에서 맨발걷기가 의미 있는 결과를 가져온다는 확신이 생겼습니다.

가을이 되니 3학년 3반 아이들은 맨발로 운동장 스무 바퀴를 거뜬히 달렸습니다. 모두 건강하고 씩씩하게 자라났습니다.

얼굴에 햇살처럼 밝은 기쁨이 가득합니다

이후로도 맨발교육을 실천하는 학교 현장을 자주 찾았습니다. 선생님들이 운동장에서 아이들을 반갑게 맞이합니다. 아이들은 가방을 벗어놓고 친구, 선생님의 손을 잡고 맨발로 걸으며 이야기를 나눕니다. 어제 집이나 학원에서 있었던 이야기, 좋아하는 노래 이야기도 합니다. 때로는 고민도 털어놓습니다. 친구의 이야기에 귀를 기울입니다. 공감대가 형성됩니다. 맨발로 달리는 아이들도 있습니다. 활기가 넘치고 땀이 납니다.

조잘조잘 이야기하는 아이들의 얼굴이 미소로 환합니다. 봄비를 맞은 촉촉한 모래놀이장에는 저학년들의 모래놀이가 한창입니다. 아이들의 맨발바닥이 복숭앗빛으로 아름답습니다. 무엇이 그리 재미있는지 깔깔거리는 웃음소리가 운동장을 채웁니다. 아이들의 손에서 모래성이 쌓이고 개미동굴이 탄생합니다.

오래 살펴봐도 놀이에서 소외된 아이가 없고 모두 행복한 얼굴입니다. 선생님의 지시나 안내 없이도 아이들은 맨발로 집중해서 잘 놉니다.

자연만큼
위대한 교실은 없다

2022년 5월 방영된 〈유 퀴즈 온 더 블록〉(153회)에서 맨발걷기를 꾸준히 실천하고 있는 대구 대봉초등학교 2학년 권혜정 학생에게 유재석이 물었습니다.

"줄넘기를 잘하는 나만의 방법이 있나요?"

"맨발로 뛰면 돼요."

이 방송을 본 많은 시청자가 권혜정 학생의 대답에 궁금해했을 것 같습니다. '맨발로 줄넘기를 하면 잘된다고? 오히려 발 아프지 않을까?' 하고.

혜정이네 반의 학교생활이 자료 화면으로 방송되었습니다. 맨발로 이어달리기를 하고, 맨발로 줄넘기도 하고, 맨발로 운동장에 엎드려 글자 공부도 합니다. 맨발로 우산을 쓰고 친구와 함께 걷고, 맨발로 은행잎을 날립니다. 자연에서 공부하는 학생들의 모습은 한결 같이 행복해 보입니다.

혜정이의 방송 출연은 책 한 권으로 시작되었습니다

학교생활 1년 차인 학생들이 1학년을 마치면서 다음 해 입학할 신입생 후배에게 쓴 조언의 글을 엮은 책 『1학년이 쓴 1학년 가이드북』을 보고 방송사에서 연락이 와서 출연하게 된 것입니다.

꾸준히 맨발걷기를 하고 있는 저는 혜정이의 대답이 잘 이해됩니다. 아홉 살 혜정이는 맨땅에서 맨발로 하는 활동이 큰 의미가 있음을 체험으로 깨달았나 봅니다.

자연을 멀리하면서 건강하고 행복하게 살기는 어렵습니다. 특히나 교육 현장에서 자연친화적인 신체 활동은 그 어떤 활동보다 중요합니다. 하지만 몇 번의 이벤트성 활동으로는 교육적 효과를 기대하기 어렵습니다.

종일 실내 공간에서 공부하는 청소년들이 자연을 더 자주 만날 수 있으면 좋겠습니다. 자연에서 친구들과 마음껏 뛰어놀면서 친구와의 관계 맺기를 배우고 평생을 살아갈 지혜도 배우기를 바랍니다.

자연만큼 좋은 교과서는 없습니다. 자연만큼 위대한 교실은 없습니다. 학교 운동장을 맨발로 걸어보세요. 이제까지 보이지 않았던 것이 보입니다. 작은 개미의 움직임도 보이고, 풀꽃의 아름다운 모습도 보입니다.

"맨발로 하면 줄넘기를 더 잘할 수 있어요."

아홉 살 권혜정의 생각을 많은 사람이 함께 느껴볼 수 있으면 좋겠습니다.

맨발로 노래하고 춤추며 배우다

아침 시간, 운동장에서 맨발로 걷고 달리던 아이들이 선생님이 부르자 한곳으로 모입니다. 아이들은 곧 노래를 부르기 시작합니다. 맨발합창단입니다. 지휘하는 선생님도 맨발, 노래를 부르는 아이들도 맨발입니다. 모두들 아름답습니다.

맨발합창단을 이끄는 교사는 맨발학교의 김은정 선생님(동대구초등학교 교감)입니다. 학교생활을 힘들어하는 아이들을 어떻게 도와줄까 고민 끝에 합창과 맨발걷기 교육을 연결하였습니다. 함께 마음을 맞추어 아름다운 화음으로 노래하는 합창은 예술을 통한 인성교육인데 그 합창이 맨발을 만나니 더 빛납니다. 아이들은 아침에 모여 맨발달리기로 몸을 열고 고운 목소리로 마음을 엽니다. 맨발합창단은 여러 번의 발표회로 많은 사람에게 박수를 받았습니다. 큰 무대에서 맨발로 지휘하는 선생님의 뒷모습도, 맨발로 노래를 부르는 아이들의 행복한 모습도 참으로 인상적이었습니다.

대구복현초등학교 1학년 담임인 최순나 선생님의 오늘 교실은 운동장입니다. 지난밤 내린 비가 그치고 촉촉한 운동장에 봄 햇살이 빛납니다. 등교한 아이들은 운동장으로 달려나옵니다. 수돗가에 나란히 벗어놓은 운동화가 아이들의 오늘을 기대하게 합니다. 모두 맨발입니다.

맨발로 달리기를 시작합니다. 자유롭게 달리던 아이들이 팀으로 모여 파이팅을 외치고 이어달리기를 합니다. 배턴을 잡은 손이 야무집니다. 이제 학교생활을 시작한 지 겨우 두 달밖에 안 된 아이들답지 않게 당당한 모습으로 운동장을 달립니다. 이어달리기가 끝나고 아이들이 다시 모입니다.

이번에는 텃밭 나들이입니다. 아이들은 맨발로 꽃도 기르고 상추도 기르고 감자도 심었습니다. 곧 감자꽃이 필 것입니다. 고사리손으로 물을 줍니다. 땅 위에서 아이들도 자라고 감자도 자랍니다. 방울토마토의 꽃도 관찰합니다. 한 아이는 노란 방울토마토의 꽃을 그리고 싶어 합니다.

다시 운동장에 모인 아이들이 이번에는 맨발로 줄넘기를 합니다.

"선생님, 윤준이는 오늘 아홉 번을 뛰었어요."

"9는 5보다 많습니다."

친구의 줄넘기 넘는 수를 세어주며 수학 공부가 이루어집니다. 수학 공부를 마친 아이들은 느티나무 아래에 떨어진 나뭇가지를 줍습니다. 아이들은 나뭇가지로 글씨 공부를 합니다. 자신의 이름을 쓰기도 하고 끝말잇기도 합니다. 지금의 기분을 간단한 문장으로 쓰기도 합니다.

지우개는 맨발입니다. 틀리면 맨발로 지우고 다시 씁니다. 교사는 아이들의 활동 모습을 쉽게 관찰할 수 있고, 아이들은 모르는 글자를 친구들에게 쉽게 물어볼 수 있어 좋습니다. 흙에서 뛰어놀면 뇌파가 안정된다는 실험 결과가 있습니다. 뇌파가 안정된 아이들은 주변의 친구들을 잘 도와주면서 자신이 해야 할 일을 즐겁게 합니다. 글씨 쓰기 공부를 힘들어할 때쯤 아이들은 다시 달팽이놀이장으로 달려갑니다.

"가위, 바위, 보."

아이들은 맨발놀이에 몰입합니다. 친구와 함께 배우면서 몸과 마음이 건강하게 자랍니다.

아이들이 동그랗게 손을 잡고 섰습니다. 발가락이 꼼지락꼼지락 흙의 감촉을 느낍니다. 어젯밤 내린 비 덕분에 운동장이 촉촉합니다. '촉촉하다'는 낱말을 온몸으로 배웁니다. 교실에서 배운 노래를 부르며 아이들은 춤을 춥니다. 춤을 추는 아이들에게 나비가 날아옵니다. 나비와 함께 아이들은 봄의 느낌을 살려 몸을 움직여봅니다. 아름다운 춤이 됩니다.

잠시 후, 준비해온 그림 도구를 꺼내고 나무 그늘에 돗자리를 깔고 엎드립니다. 누워서 나뭇잎도 살피고 하늘도 봅니다. 선생님의 안내로 아이들의 맨발공부는 계속됩니다. 재미있었던 놀이 장면을 그립니다.

색칠하다가 잠시 쉬면서 맨발로 달리기도 합니다. 운동장 한 바퀴

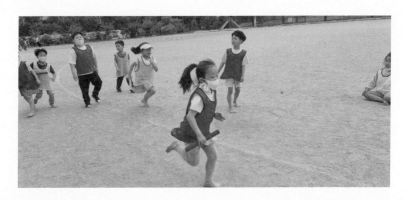

아이들은 빨강, 파랑, 노랑팀으로 나뉘어 맨발로 운동장을 힘껏 달렸습니다. 비가 내려도, 바람이 불어도, 아이들의 맨발 달리기는 날마다 이어졌습니다.

를 신나게 뛰고 온 아이는 다시 그림을 그립니다. 운동장이 교실이어서 가능한 공부입니다.

아이들은 운동장에서 꽃도 관찰하고 그림도 그리고 놀이도 합니다. 이를 통해 국어와 수학도 배웁니다. 아이의 몸이, 아이의 삶이 주인이 되는 학생 삶 중심 수업입니다. 저는 이 아이들의 공부하는 모습에서 밝은 미래를 봅니다.

맨발걷기 교육을 시작하려는
교사를 위한 조언

"저도 맨발걷기 교육을 하고 싶어요. 무엇을 준비해야 할까요?"라고 묻는 교사가 있습니다. 하지만 맨발걷기에는 특별한 준비가 필요 없습니다. 지도 교사의 경험과 의지가 가장 중요합니다. 건강한 몸과 마음이 되어야 공부를 잘할 수 있다는 신념이 필요합니다. 맨발걷기 유경험자라면 더 좋지만 지도 교사가 맨발걷기 초보자여도 상관없습니다. 함께 시작하면 됩니다.

먼저 맨발걷기를 할 시간을 확보해야 합니다
초등학교의 경우는 담임 중심으로 학교생활을 하니까 아침이나 점심시간 등을 활용하고, 특히 저학년이라면 교과 수업과 연계하여 맨발놀이를 해볼 수 있습니다. 아이들에게는 맨발걷기보다 맨발놀이가 더 좋지만 처음에는 맨발걷기부터 시작하는 것도 하나의 방법입니다.

희망하는 아이들과 맨발걷기를 합니다. 그때 겁을 먹거나 망설이는 학생을 억지로 동참시키지 않습니다. 어차피 며칠 지나면 다 함께합니다. 신발을 벗지 못하는 아이는 그 나름대로 이유가 있다는 것을 인정하고 기다려주면 됩니다. 처음 시작할 때는 거친 운동장보다는 고운 모래가 있는 놀이터에서 하는 것도 좋은 방법입니다. 맨발로 운동장을 걸어보고 달려볼 기회를 주면 됩니다. 차츰 모래놀이 등 맨발놀이를 하게 합니다.

학부모는 맨발걷기 후 청결하게 발을 씻는지, 혹시 무엇인가에 찔려 상처가 나지는 않을까 걱정을 많이 합니다. 하지만 현장에서 맨발걷기를 지도하는 교사들에 의하면 실제 다치는 아이들은 거의 없다고 합니다. 운동장은 안전하게 관리되며 아이들도 알아서 스스로 조심을 하기 때문입니다. 초등학교 저학년도 맨발걷기를 하고 나서 스스로 수돗가에서 발을 씻고 말리고 양말을 신습니다. 이런 활동을 통해 자신의 몸을 관리하는 능력이 늘어납니다.

중·고등학교에서는 휴식과 에너지 충전 시간으로 활용하세요

학교 일정이 바쁜 고3 수험생이어도 잠깐의 여유와 휴식은 필요합니다. 야간 자습 전이나 보충수업 전후, 저녁에 짬을 내어 친구들과 담소를 나누며 맨발로 걸을 수 있는 공간을 확보하고 지원한다면 교육적인 의미가 있을 것으로 생각합니다.

실제로 수험생들이 자투리 시간을 활용하여 맨발걷기를 실천하였을 때 학습이나 정서 안정에 큰 도움을 받았다는 사례도 심심찮게 접할 수 있습니다. 입시 공부가 바쁠수록 친자연적인 재충전의 시간이 반드시 필요합니다. 바쁠수록 돌아가라고 했습니다.

맨발걷기를 교사들께 먼저 추천합니다

무엇보다 교사가 건강해야 하기 때문입니다. 엄마도 아프면 본인도 모르게 자식들에게 짜증이 날 수 있습니다.

"쫌!"

화를 내면서 한 단어로만 반응합니다.

"아이고, 우리 왕자님이 오늘은 왜 이리 화가 났을까요?"

이렇게 아이의 감정을 받아줄 힘이 나오지 않습니다.

교사도 마찬가지입니다.

다음 중 학생들과 소통을 잘하는 교사는 누구일까요?

1. 연수를 많이 받은 교사

2. 석사학위를 받은 교사

3. 박사학위를 받은 교사

4. 컨디션이 좋은 교사

그렇습니다, 4번이 정답입니다. 컨디션이 좋은 교사가 학생들과 소통을 잘합니다. 아프고 건강하지 못하면 누구나 짜증이 올라옵니다. 몸의 법칙입니다.

맨발걷기라는 친자연적인 교육활동이 업무가 아닌 문화가 되고 교육 현장에서 실천되려면 교사들의 역할이 중요합니다. 그런데 그것보다 더 중요한 것은 교사 자신의 건강입니다.

"갖가지 걱정은 잠시 접어두고 선생님이 먼저 건강한 사람이 되어보세요."

저에게 맨발걷기 연수를 받고 맨발걷기를 시작한 교사들에게서 많은 변화를 볼 수 있었습니다. 매일 맨발로 1시간씩 걸었더니 잠도 잘 자고 두통이 사라졌다고 하였습니다.

놀라운 변화입니다. 맨발걷기를 실천한 교사의 소감에는 "건강이 좋아졌다", "자신감이 생겼다", "마음이 평화로워졌다", "자연을 잘 관찰하게 되었다" 등의 긍정적인 변화들이 많았습니다.

그들은 한결같이 말합니다.

"맨발로 천천히 땅을 걷다 보면 신발을 신고 걸었을 때는 느낄 수 없는 세상을 만날 수 있어요. 처음에는 자연을 만나고 다음에는 나를 만나지요. 정말 마음이 평화로워집니다. 그러다 보니 학생들에게도 훨씬 따뜻하게 대하는 것 같아요."

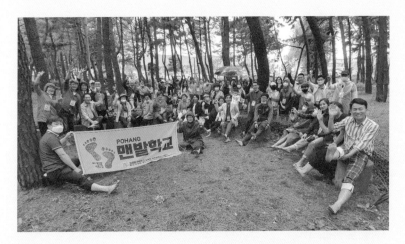

맨발걷기를 하면 무엇보다 마음이 편안해지고 사람들을 따뜻하게 대하게 됩니다. 맨발걷기의 효능을 안 많은 사람이 적극적으로 나서서 전국의 여러 지역에 맨발학교를 세웠습니다. 포항 맨발학교 정기모임에 나온 모든 사람의 얼굴이 환합니다. (사진 제공: 장기현, 맨발학교 포항지회장)

아이들의 뇌를 깨우고
창의력을 높이자

우리가 잘 아는 멍게는 뇌가 없습니다. 그런데 유생(larva) 상태의 멍게는 뇌가 있다고 합니다. 멍게 유생에게는 뇌 역할을 하는 척수와 신경절 다발이 있어서 바다를 떠돌며 먹이를 찾고 위험한 상대를 피하게 도와줍니다.

그러다가 멍게가 성체가 될 즈음 바위에 붙어살기 시작하면 판단을 할 필요가 없어집니다. 바다를 헤엄치며 위험을 무릅쓰고 탐험할 필요도 없습니다. 가만히 있어도 안전하게 영양분을 공급받을 수 있으니까 멍게는 뇌 기능을 하던 자신의 척수와 신경절 다발을 먹어버린다고 합니다.

이런 이유로 성체가 된 멍게에게는 뇌가 없습니다. 몸을 움직이지 않으면 뇌가 발달하지 않는 정도가 아니라 아예 없어지는 것입니다.

운동이 아이 뇌를 살립니다

『운동화 신은 뇌』의 서문에서 저자는 "운동을 하는 진정한 목적은 뇌의 구조를 개선하는 것이고, 근육이 발달하고 심장과 폐의 기능이 개선되는 것은 부산물에 불과하다"고 말했습니다.

미국 일리노이주 네이퍼빌 센트럴 고등학교에서 0교시 체육수업을 하자 학업 성적이 더 향상되는 결과를 보였습니다. 연구자들은 체육활동이 뇌의 균형을 잡아주고 뇌기능을 최적화하여 공부에 도움이 되었다고 분석합니다.

「맨발운동 30분의 마법, 아이들 뇌가 깨어났다」(《조선일보》 2019년 1월 1일자)라는 신문 기사에서 기자는 아이들의 운동 시간이 늘자 놀라운 변화가 나타났다고 썼습니다. 우선 몸이 아파 결석하는 학생이 줄었습니다. 인터뷰를 한 학부모는 "겨울만 되면 아이가 감기를 달고 살았는데, 학교에서 맨발걷기를 한 다음부터 감기나 비염 증상이 줄고 몸이 가벼워졌다"고 했습니다.

이 학교에서는 하루 30분씩 전교생이 운동장에서 맨발로 뛰어노는 '중간 체육 시간'을 만들어 학생뿐 아니라 교사도 모두 참여한다고 하였습니다.

맨발로 걸으면 발의 근육도 깨웁니다

우리는 손에 장갑을 늘 끼고 살지는 않습니다. 날씨가 추울 때, 뜨거운 것을 잡을 때, 날카롭거나 위험한 물건을 잡을 때 또는 더러운 것을 치울 때만 낍니다. 손에는 매일 장갑을 끼지 않으면서 발에는 매일 양말과 신발을 신습니다. 그래서 발은 햇빛과 신선한 공기를 잘 만나지 못합니다. 코로 숨을 쉬듯 발도 숨을 쉬고 햇빛과 흙을 만나야 합니다.

무엇이든 과잉보호를 하면 원래의 기능이나 역할을 하지 못하거나 퇴화하기 쉽습니다. 발도 그러합니다. 발가락의 원래 기능인 벌리기, 구부리기, 쥐어짜기, 비틀기 등을 원활히 할 수 있어야 합니다. 하지만 발은 깁스 상태처럼 신발 속에 웅크린 채로 갇혀 있다 보니 발 안의 코어 근육들이 퇴화하기 쉽습니다.

발 근육은 뇌와 밀접하게 연결되어 있습니다. 맨발로 운동장을 걸으며 발가락을 이용하여 돌멩이도 주워보고 잡초도 뽑아보세요. 비오는 날 맨발걷기는 감각이 예민해져 또 다른 특별 체험이 될 수 있습니다. 맨발걷기로 운동장이 깨끗해지고 발의 건강도 좋아지고 뇌건강도 좋아집니다. 일석삼조의 효과입니다.

창의력은 몸과 마음의 문제입니다

흔히들 창의력은 뇌만의 영역이라고 생각하지만 그렇지 않습니다. 움직임(Motion)이 없으면 감성(emotion)이 없고, 감성(emotion)이 없으면 창의력도 없기 때문입니다.

자연을 접하는 것이야말로 창의력에 도움이 됩니다. 자연을 찾아가면 마음의 여유가 생기고 아이디어도 나옵니다. 제가 어릴 때 사생대회, 백일장은 야외에서 하였습니다. 고궁의 나무 그늘에서 풍경화를 그리면 색감이 다릅니다. 고정된 책상과 의자를 벗어나서 하늘과 땅 사이에 앉아서 하는 사생대회는 다릅니다.

창의력 교육은 자주 자연을 찾아가는 교육입니다. 이제는 우리나라의 많은 유치원에서도 하루 한 번 바깥놀이를 실천하고 있습니다. 다행입니다.

교육은 땀을 흘린 만큼
결과가 따라온다

교육자로 살아오면서 몸을 써야 좋은 생각이 떠오른다는 믿음을 갖고 있습니다. 땀을 흘린 만큼 몸과 마음이 건강해지고 창의적인 사람이 된다는 것을 제자들의 성장을 지켜보며 자연스럽게 알게 되었습니다.

큰아들이 고3일 때 운동을 하라고 권했습니다
큰아들이 고3이 되었을 때 공부도 중요하지만 매일 간단한 운동을 빼먹지 않고 했으면 좋겠다고 했습니다.

"아버지, 저 고3인데요. 고3에게 매일 운동하라는 아버지는 다른 집에는 없을걸요."

꾸준한 운동이 가져올 효과를 아들과 잠시 이야기했습니다. 자신도 수긍이 됐는지 수능일까지 하루 10분 정도의 운동을 매일 하기로 약속했습니다. 그러고 아들은 어떤 운동을 할지 고민하였습니다.

저는 매일 20분이라도 맨발로 걸어보라고 권하고 싶었으나 아들의 선택을 기다렸습니다. 스스로 고민하고 선택해야 꾸준히 실천할 수 있기 때문입니다. 옆집 아이가 다니니까, 엄마가 시켜서 간 학원은 금방 그만두게 됩니다.

"저는 이것을 더 공부하고 싶어요. 학원 좀 다니면 안 될까요?"

스스로 선택해 이렇게 말할 때 끈기 있게 공부할 확률이 높습니다.

아들은 비가 오나 눈이 오나 매일 해야 하는 적절한 운동을 선택하느라 며칠을 보냈습니다. 그러던 중 텔레비전에서 〈0.2평의 비밀〉이란 프로그램을 봤습니다. 절 운동을 하면 몸도 건강해지고 마음도 편안해진다는 내용이었습니다. 절할 때 사용하는 방석의 크기 때문에 '0.2평의 기적'이라고 이름 붙였나 봅니다. 어느 고등학교에서 3학년 학생들이 점심시간에 꾸준히 절 운동을 하였는데 성적이 올랐다는 내용도 나왔습니다.

아들은 아무런 도구도 특별한 장소도 필요 없는 절 운동이 가장 자신에게 알맞을 것 같지만 특정 종교의 기도로 여기고 고민을 하는 것 같았습니다.

"108배가 종교로 느껴지면 109배를 하면 되는 거지."

제 말에 100배를 하기로 결정한 아들은 고3 첫날부터 매일 100회의 절 운동을 하였습니다. 처음이라 공부하기에도 바쁜 아들에게 절 운동이 힘들어 보였습니다. 공부는 같이 못해주어도 절은 같이해줄 수 있겠다 싶어 제가 먼저 절 운동을 시작하니 아들은 마지못해 따라 하곤 했습니다.

길어야 15분입니다. 절 운동을 정성스럽게 하더라도 15분이면 충분합니다. 투덜대면서 시작한 절 운동도 21배만 지나면 마음이 안정되고 혈액순환이 잘되면서 머리가 맑아집니다. 100배를 마치고 나면 몸에 땀도 살짝 나고 공부를 하고 싶은 마음도 생깁니다. 이것이 몸과 마음의 원리입니다.

한 달까지는 절 운동을 몇 번 같이해주었지만 30일이 지나고서는 스스로 잘하게 되었습니다. 하루 10분만 투자하면 나머지 23시간 50분을 효율적으로 잘 쓸 수 있다는 것을 본인이 몸으로 느꼈기 때문입니다.

중간고사나 기말고사가 있는 날이면 아침에 30회, 저녁에 30회, 자기 전에 40회로 나누어서라도 실천하는 것을 보고 아들의 고3 생활은 더 이상 걱정하지 않았습니다.

하루도 빠지지 않고 무엇인가를 하는 사람은 꾸준히 할 수 있다는 신념이 뇌에 저장됩니다. 아들은 꾸준한 절 운동을 통하여 성실함까지 키워 수험생 생활을 잘 견뎌내었습니다. 수능 전날 큰스님보다 더 정성스럽게 100배의 절을 하던 아들의 모습은 잊을 수가 없습니다. 고3 1년을 몸과 마음으로 정리하는 의미 있고 귀한 시간이었으리라 생각되었습니다.

수능을 마치고 아들이 저에게 감사의 마음을 전했습니다.

"아버지, 감사합니다. 덕분에 고3을 가뿐하게 보냈어요. 여름에 친구들이 더위에 지칠 때도 저는 좋은 컨디션을 유지했어요."

아들은 그해 대학에 입학하였습니다.

종교적인 의미를 떠나서 절은 그 자체로 큰 의미가 있습니다. 두 손은 나란히 모으고 두 발로 굳건히 서 몸을 쭉 펴 하늘과 땅을 만나고 경건하게 몸을 숙여 자신을 겸손의 자리로 내려놓는 시간이기 때문입니다. 맨발걷기를 통해 하늘과 땅을 만나는 것과 같은 이치입니다.

저도 아들과 함께 시작한 절 수련을 꾸준히 하고 있습니다. 아침 절 수련, 하루를 마치고 하는 맨발걷기가 저의 건강법입니다.

자신이 선택한 운동을 꾸준히 하는 게 중요합니다

다섯 살 터울 둘째가 고3이 되었습니다. 둘째는 짧은 시간이라도 꾸준한 운동을 하면 어떻겠냐는 저의 제안에 며칠을 고민하더니 아파트 18층까지 계단으로 걸어오는 운동을 선택하였습니다.

어느 날 학교에서 돌아온 아들이 화장실에 들렀다가 다시 나갔습니다. 화장실이 급해서 엘리베이터를 타고 왔으니 다시 1층으로 내려가 걸어와야 한다는 것이었습니다. 그날로 둘째의 고3 생활도 걱정하지 않았습니다.

두 아들의 고3 생활은 자신이 선택한 운동을 매일 꾸준히 하는 것으로 무사히 지나갔습니다. '꾸준히'가 중요합니다. 하루 10분 남짓이지만 빠뜨리지 않는 꾸준함이 우리 몸에 저장되고 가슴에 기억되고 뇌로 전이됩니다. 단순히 운동의 차원을 넘어 놀라운 자긍심을 가지게 됩니다.

정, 신을 차려야
철부지를 면한다

우리는 '정신 차려라'라는 말을 자주 씁니다. 정신을 한자로 보면 정(精)은 몸이고, 신(神)은 마음과 생각입니다. '밥상 차려라, 옷을 차려 입어라, 제사상을 차려라'에서 나오는 '차려'는 제자리에 갖다 놓는다는 뜻입니다. 곧 '정신(精神) 차려라'라는 말은 '몸과 마음을 제자리에 갖다 놓아라'입니다.

우리말에 '신정(神精) 차려라'라는 말은 없습니다. 반드시 정이 먼저인 '정신 차려라'입니다. 학생들을 제자리에 갖다 놓으려면 정을 쓰게 해야 합니다. 즉 몸을 쓰게 해야 하는 것입니다. 정이 먼저 오면 신은 따라옵니다.

몸과 마음을 제자리에 가져다 놓으려면 먼저 몸을 움직여야 합니다. 그러면 마음도 제자리에 옵니다. 몸과 마음이 건강하면 나의 뇌

속 생각과 정보도 제자리를 찾을 수 있습니다. 운동을 해서 땀을 흘리면 마음이 풍부해지고 우울증도 줄어듭니다. 이것이 자연의 질서입니다.

건조하면 화가 일어나고, 메마르면 불이 납니다. 몸도 마찬가지입니다. 우리가 화를 내고 메마르면 신장에 있는 즙이 말라 돌처럼 됩니다. 신장결석입니다. 담에 있는 즙도 마르면 담결석이 됩니다. 움직여서 몸과 마음이 촉촉하게 젖어 있게 해야 합니다.

정과 신을 온전히 제자리에 머물게 하면 체·덕·지 전인교육이 시작됩니다.

사회적 면역력은 꼭 갖추어야 할 능력입니다

자연 속에서 다양한 세균에 노출된 아이가 면역력을 기를 수 있는 것처럼 교육 현장에서도 정신을 차리고 다양한 사회적 환경에 노출되는 것이 필요합니다. 다양한 친구, 다양한 교육 환경, 다양한 선생님을 경험해야만 사회적 면역력을 기를 수 있기 때문입니다.

우리는 학창 시절 동안 성격이 급한 친구, 느린 친구, 축구를 좋아하는 친구, 노래를 잘하는 친구 등 여러 성향의 친구들을 만납니다. 나와 다른 친구를 몸으로 만났을 때 아이들은 세상을 이해하며 성장합니다. 다투고 화해하고 아파하고 힘들어하는 일련의 과정들을 겪어야 합니다. 흙놀이를 통해 다양한 세균에 노출되면 오히려 과민반응이 줄어들어 건강하게 지낼 수 있는 것처럼 사회적 면역력도 마찬가지입니다.

이때 마음에 드는 만남만 골라 하겠다는 생각은 버려야 합니다. 변화가 있는 만남을 통해서만 폭넓은 어른으로 성장하기 때문입니다. 자녀가 다양한 성향의 친구를 만나야 가치 있는 삶을 살 수 있다며 믿고 기다려주는 부모의 태도가 필요합니다.

그런데 학교폭력이라는 용어도 모르는 초등학교 1~2학년 아이들의 작은 다툼이 자연스러운 화해로 가지 못하고 지나친 어른들의 개입으로 언어폭력, 학교폭력으로 오인되는 경우가 가끔 생깁니다. 사회적 면역력을 기를 기회를 놓치는 것 같아 안타깝습니다. 사회적 면역력을 제대로 기르지 않으면 위험한 상황과 수용할 상황을 구분할 힘이 부족해집니다.

여가 시간을 활용하여 친구들과 삼삼오오 모여 맨발놀이와 맨발산책을 하는 일은 정신을 차리며 몸의 면역력과 사회적 면역력을 함께 기르는 방법입니다. 따뜻한 봄에도, 차가운 겨울에도 시린 발을 동동거리며 친구들과 함께 맨발로 뛰어노는 경험을 통해 몸과 마음이 건강한 어른으로 자랄 수 있습니다.

자연 속에서 몸과 마음이 건강한 아이로 자라게 해주세요

예전에는 전교생이 운동장에 나와서 다 같이 줄을 맞춰 체조를 하였습니다. 지금은 전교생이 함께하는 국민체조 시간이 없어졌습니다. 교내 합창대회도 찾아보기 어렵습니다. 함께 모여 줄을 맞추어보고 운동을 하는 시간이 필요합니다. 합창을 통해 다른 사람과 조화를 생각하며 내 목소리를 아름답게 내어보는 경험은 소중한 교육입니다.

흔히 친구가 많고 모임이 많은 사람을 사회성이 있다고 합니다. 그렇지 않습니다. 사회성이 좋은 사람은 규칙을 잘 지키는 사람입니다. 시간을 잘 지키고 다른 사람에게 피해를 주지 않는 것이 사회성의 첫걸음입니다. 사람과의 약속을 잘 지키는 사람은 자연의 규칙에도 귀를 기울입니다. 그런 사람은 농사도 잘 짓습니다. 시간 맞춰 씨를 뿌리고 제시간에 수확합니다. 자연에도 철이 있습니다. 음식도 제철 음식이 제일 좋습니다.

씨를 뿌려야 할 때가 있고, 곡식을 거두어야 할 때가 있습니다. 그 철을 모르면 우리는 철부지라 하지요. 철없는 먹거리, 철없는 사람이 넘쳐나는 세상입니다.

정신을 차리고 자연과 함께할 때 철부지를 면하여 철든 사람이 됩니다.

미래 우리 아이에게는
자연친화지능이 중요하다

하워드 가드너(Howard Gardner)가 제안한 다중지능이론에서 인간은
여덟 가지 지능으로 이루어져 있는데 그중 하나가 자연친화지능
(Naturalist intelligence)입니다. 자연친화지능이 뛰어난 사람은 동물
과 공감하며 나무와도 이야기한다고 합니다. 느낌과 언어가 섞인
또 다른 방식의 소통을 하는데 강아지나 고양이의 마음을 느껴 눈
물을 흘리기도 합니다.

인공지능 시대에는 더욱더 자연친화지능이 필요합니다
꽃을 보고 아름다움을 느끼고, 새싹을 보고 생명의 신비를 느끼는 것
은 행복한 삶을 살아가는 데 꼭 필요한 능력이기 때문입니다.
　자연친화지능이 높은 아이는 정서적으로 안정되고 창의력이 뛰

어나며 생명을 소중히 여기고 미래지향적입니다. 인간과 자연 생태의 공존을 꿈꿉니다.

산에 가본 적이 없는데 어찌 나무와 소통할 수 있으며, 강아지와 생활해본 적이 없는데 어찌 강아지와 공감할 수 있고, 꽃을 심어본 경험이 없는데 어찌 모든 것을 품고 가는 자연의 위대함을 알겠습니까?

자연친화지능은 자연에 대한 관심과 생명에 대한 존중이 기본입니다. 그리고 자녀의 자연친화지능을 키워주기 위해서는 교육과 양육에서 세심한 돌봄이 필요합니다.

"엄마, 저 나무가 나에게 반갑다고 말을 걸어요."

아이가 엄마의 손을 잡고 숲속을 산책하면서 말합니다.

"엄마도 들리네. 나무가 우리에게 반갑다고 하네."

엄마는 진심으로 아이의 말에 호응해줍니다.

자연친화지능이 있는 부모는 자녀에게 따뜻한 눈빛과 손길을 건네며 무한 신뢰를 가지고 아이 마음을 읽어줍니다. 아이들의 목소리에 귀 기울여줍니다.

자연친화지능이 낮은 부모라도 낙심하지 마세요. 자녀의 손을 잡고 맨발로 숲길을 걸어보세요. 많은 말을 하지 않아도 됩니다. 기르는 화초도 손길만으로 주인의 마음을 알아차리는데 자식은 금방 엄마 아빠의 사랑을 느낌으로 알 수 있습니다. 연둣빛 새잎도 함께 살피고 봄바람 타고 온 꽃향기도 맡으면 내 안의 자연과 아이 안의 자연이 만나게 하세요. 그것만으로 행복해집니다.

자녀를 키우다 보면 정말 내 아이가 나무와 대화를 했다고 느끼는 순간이 있습니다. 어른들은 상상도 하지 못할 만큼 영(靈)이 맑은 아이로 천재적인 영감을 가진 것입니다. 절대음감, 절대색감을 타고난 천재가 있는 것처럼 태어나면서 천재적인 영감을 가진 아이도 있습니다. 음감이나 색감 천재는 키워주려 하면서도 영감 천재가 있다는 것은 모르기 때문에 부모가 무심코 지나치기 쉽습니다. 하지만 그들을 자연 속에서 활동하게 하면 스스로 깨치고 터득합니다.

부모에게 최고의 육아서는 교육 전문가의 책이 아닙니다. 내 아이의 눈빛입니다. 교사에게 최고의 교육서는 교육 전문가의 이론서가 아닙니다. 반 학생들의 표정과 말, 그들이 쓴 글입니다. 그 눈빛과 표정에 답이 있습니다. 지금 아이와 자연 속에서 함께하며 서로를 바라보세요.

아이는 부모의 모습대로 자랍니다

자식은 사랑으로 키워야 합니다. 제자도 사랑으로 키워야 합니다. 모두가 아는 사실입니다. 너무나 뻔한 이야기이고 익숙한 말이어서 가슴에 남지 않을 수도 있지만 다시 한번 생각해봅시다.

자식은 왜 낳을까요? 성공한 아이를 상상하며 낳고 기르니까 양육이 힘들어집니다. 자식은 사랑하기 위해 낳는 것입니다. 열 명씩 낳아서 키우는 집도 있습니다. 우리가 보면 어찌 다 키울까 하지만 그 부모는 사랑하기 위해서 낳은 것입니다. 열 명을 키워도 즐겁습니다. 출세시키기 위해 학원을 보내고 유학을 보내려 걱정하지 않습니다. 아이가 웃는 모습을 보는 기쁨으로 돌봅니다. 이렇게 기르면 대인관계가 좋고 자립심을 가지고 잘 살아갑니다. 형제간의 우애도 깊습니다.

"우리 아이는 공부를 잘하지는 못해요. 그래도 이뻐 죽겠어요."

이렇게 말하는 부모를 만난 적이 있습니다. 그 아이는 세상 최고의 효자입니다. 태어나면서 부모를 기쁘게 해주었으니 하늘에서 복이 내려와 사회에서도 성공할 것입니다. 하늘은 성적을 보지 않고 부모를 기쁘게 한 효심을 봅니다.

옛말에 효자는 부모가 만든다고 하였습니다.

아들이 시골 어머니께 용돈을 드리고 갔습니다. 다음 날 그 어머니가 경로당에 가서 '아들이라고 하나 있는데 모처럼 와서 돈 10만 원 달랑 주고 가더라'고 불만을 표현하면 그 아들은 동네에서 불효자가 됩니다. '제 살기도 바쁘고 힘들 텐데 아들이 용돈을 주고 갔어. 오늘 점심은 내가 살게' 하면 그 아들은 온 동네의 효자가 되는 것입니다.

최고의 교육은 자연의 모습대로 모범을 보여주는 것입니다. 아이는 부모의 말이 아니라 행동을 보고 자랍니다.

조용히 내 삶의
벼리를 다시 찾는다

벼리: 그물의 위쪽 코를 꿰어놓은 줄, 잡아당겨 그물을 오므렸다 폈다 한다.

어릴 때 삼촌을 따라 천렵을 간 적이 있습니다. 냇가에서 그물을 던져 고기를 잡는 모습은 신기했습니다. 그물을 탁 던지면 물 위에 부채처럼 펼쳐집니다. '저렇게 넓게 펼쳐진 그물을 어떻게 다시 모을까?' 생각했습니다. 삼촌이 가만히 서서 그물의 위쪽 코를 잡고 줄을 잡아당기자 넓게 펼쳐졌던 그물은 조용히 오므려졌습니다. 넓은 그물을 모으려고 우왕좌왕 뛰어다니지 않았습니다.

그게 바로 '벼리'입니다.

우리는 복잡해진 현대사회를 살아가면서 자주 '바쁘다'고 말합니다. 넓게 펼쳐진 그물을 두서 없이 다시 모으려고 하니 바쁠 수밖에 없습니다. 마음도 바쁘고 몸도 바빠서 아무것도 못합니다.

무엇을 해야 하고 무엇을 멈추어야 할까요

조용히 서서 내 삶의 벼리를 다시 찾아야 합니다. 수많은 그물코를 일일이 찾아다니며 다 붙잡으려고 매달려서는 안 됩니다. 아이가 국어는 잘하는데 수학은 잘하지 못하면 마음이 바빠집니다. 부족한 수학 공부에 매달리다 보니 국어마저 놓칩니다. 수학도 안 되고 국어도 어려워집니다.

지금 잘하는 국어를 격려하고 그곳에서 출발하면 어떨까요? 국어 공부에 대한 성취의 경험이 다른 과목으로도 자연스럽게 전이되도록 기다려주면 됩니다.

벼리를 잘 잡고 있다가 당겨서 물고기를 잡아본 경험이 필요합니다. 하나를 잘 잡은 사람은 자신도 모르는 사이에 다른 영역에서도 실력을 발휘합니다.

교육 현장에서 벌어지는 일들도 마찬가지입니다. 해마다 3월이면 새로운 계획이 발표되고 새로운 시책이 전달됩니다. 다 중요한 것들입니다. 하지만 우리는 다 할 수 없습니다. 우리 학교의 벼리를 찾아야 합니다. 내 교실의 벼리를 정해야 합니다. 그리고 그것을 놓치지 않고 꼭 쥐고 있어야 합니다. 하나를 선택하기 위해서는 다른 것을 버리는 용기가 필요합니다. 버려야 소중한 하나를 얻을 수 있습니다.

예쁜 꽃이 피었습니다. 너무 예뻐서 붙잡고 있으면 결코 열매를 기대할 수 없습니다. 꽃이 져야 그 자리에 열매가 열립니다. 꽃잎이 떨어져야 탐스러운 열매를 만날 수 있습니다. 너무 탐스럽습니다. 고이고이 간직하고 싶습니다. 하지만 열매마저 땅속에서 버려져야 다음 해 새싹이 돋습니다.

너무 많은 것을 가지려면 아무것도 가지지 못합니다

다 잡으려면 다 놓칩니다. 다 잡으려면 늘 바쁩니다. 때론 버리는 것이 얻는 길입니다.

저는 비가 오나 눈이 오나 매일 맨발걷기를 실천합니다. 몸과 마음의 건강을 위해서 할 수 있는 것이 참으로 많지만 다 접고 매일 맨발로 걸었습니다. 단순히 맨발로 매일 걸었는데 몸도 건강하고 마음도 평화롭습니다.

내가 찾은 내 삶의 벼리, 맨발걷기를 꼭 잡고 놓지 않으려 합니다.

교육은 기다림이다

학교는 행복한 곳이어야 한다는 생각을 초임 교사 시절부터 늘 가졌다.

"성적이 낮다고 자신감을 잃어서는 안 되는데."
"성적이 낮다고 스스로 가치 없다고 생각하면 안 되는데."
"성적이 낮다고 꿈을 잃으면 안 되는데."

이 생각은 37년간 한 번도 잊은 적이 없다. 학교는 아이 스스로 가치 있음을 알고, 자긍심을 가지고 꿈을 키워나가며, 자립의 힘을 길러주는 행복의 공간이어야 한다.

요즘 강조하는 창의력과 인성교육은 37년 전에도 중요하였다. 세상이 여러 번 변하여도 궁극적으로 아이들에게 심어주어야 할 기본은 변한 것이 없다.

4차 산업혁명 시대, 인공지능 시대라고 해서 학교 안팎이 바쁘게 돌아간다. 또다시 아이들은 어른들이 만든 교육의 틀에서 움직인다. 컴퓨터 교육, 디지털 교육, AI 교육, 코딩 교육 등 새로운 교육문화를 습득하는 것은 물론 중요하다. 그러나 몇몇 교육학자들이 정한 방향으로 모든 학생이 반드시 움직여야 하는 것은 아니다. 어른들이 제시한 것들을 준비하지 않으면 미래 사회를 제대로 살아갈 수 없는 존재들은 더더욱 아니다. 아이들은 학교나 학원의 틀 속에서 주어지는 프로그램을 배우지 않아도 살아갈 힘을 가진 존재이다.

신문에 연재되는 '숨은그림찾기'를 한 적이 있다

접힌 커튼 사이에 숨어 있는 펜촉을 찾고, 토끼의 귀에 숨어 있는 호미를 찾는다. 있을 만한 곳을 다 찾아봤는데 우산과 연필은 안 보인다. 빨리 찾고 싶다는 마음이 커질수록 눈은 아프고 숨은 그림은 더 꼭꼭 모습을 감춘다.

내 앞에 있는 아이들을 자세히 살펴보아야 한다. 어디에 우산과 연필이 숨어 있는지, 내가 찾을 수 없는 특별한 그림을 숨겨놓고 나를 기다리는 건 아닌지 눈여겨봐야 한다. 그 아이만이 가진 숨겨놓은 그림이 무엇인지 살펴야 한다. 조용한 아이가 장수풍뎅이 세밀화를 잘 그리는 순간을 목격하기도 하고, 장애를 가진 친구에게 다정하게 대하는 개구쟁이 남자아이를 만나기도 한다.

신문에 실린 '숨은그림찾기'에는 정답이 있다. 펜촉, 화장지, 우산, 연필, 지우개, 전화기 등을 찾으면 된다. 하지만 교실 현장에서 만난 아이들은 쉽게 정답을 보여주지 않는다. 아이들에게서 숨은 장점을 찾는 것은 교사의 몫이다. 그래서 3월이면 교사는 두근거리는 마음으로 숨은 그림을 찾는다. 봉사를 잘하는 아이, 잘 기다려주는 아이, 달리기를 잘하는 아이, 규칙을 잘 지키는 아이, 금방 눈에 띄는 장점을 가진 아이들도 많다. 한참을 찾아도 숨은 그림은 보이지 않고 어긋난 그림만 보일 때도 있다. 찾을 수 없는 그림 앞에서 맴돌기만 한다.

모든 학생에게는 숨겨진 그림이 있는데 그 그림이 잘 안 보여 안타까울 때가 있다. 그래서 힘이 들기도 하고 실망하기도 한다. '다만 아직 발견하지 못하였을 뿐이다'라고 여기지만 '저 아이에게는 숨은 그림이 없을지 몰라' 하고 포기할 때도 있다.

아이에게 숨어 있는 재능을 교육의 현장에서 다양한 체험과 활동을 통해 찾아내어 그것을 잘 발휘하며 살아가도록 돕는 것이 교육이라고 여긴다.

잠시 숨을 돌리고 먼 산을 바라보아야 한다

신문의 '숨은그림찾기'를 너무 오래 보았더니 눈이 아프다. 분명 어딘가에 숨어 있을 텐데 찾는 그림이 보이지 않는다. 이럴 때는 하늘도 쳐다보고 새소리도 들어야 한다. 여유를 찾고 다시 살핀다. 식탁 아래에 우산이 숨어 있었다. 눈을 부릅뜨고 찾을 때는 그리도 보이지 않던 것이 마음을 내려놓고 다시 보니 아주 쉬운 곳에 있었다. 우산 옆에 연필 그림도 숨어 있었다.

교육 현장도 마찬가지다. 정답이 없는 그림 앞에서 그 아이만의 재능을 찾아서 이름 불러주려면 사랑의 눈으로 그 아이를 보아야 한다. 조급한 마음을 내려놓고 천천히 오래 보아야 한다. 교사들에게 숨은 그림을 찾을 수 있도록 여유를 주어야 한다.

교육은 숨은그림찾기다.

숨은그림찾기

해마다 3월이면 선생님은 숨은 그림을 찾는다.
금방 눈에 띄는 학생이 있다.
한 달쯤 지나 눈에 띄는 학생이 있다.
헤어질 때쯤 비로소 찾는 경우도 있다.
결국 못 찾기도 한다.
선생님이 포기하기도 한다.
그러나 모든 학생에게는 숨겨진 그림이 있다.
다만 아직 발견하지 못하였을 뿐이다.

-『온고지신 교육』(권택환, 2020)

체험담

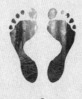

맨발학교
10년의 인연,
10년의
아름다운 이야기

2016년 모 방송국 아침 프로그램에 출연하였습니다. 맨발걷기가 건강에 좋다는 정보를 제공했는데 방송을 본 한 할머니가 꾸준히 맨발걷기를 하고 피부병이 좋아졌다며 제게 여섯 장의 사진을 보냈습니다. 맨발걷기 전에 있었던 얼굴의 피부병이 맨발걷기를 하면서 자연스럽게 없어지는 과정을 담은 사진이었습니다.

몇 년 전 어느 가을날, 맨발걷기를 하는 운동장으로 중년의 교사가 찾아왔습니다. 저를 꼭 만나고 싶었다고 했습니다. 모자를 눌러 쓴 그분이 용기를 내어 모자를 벗는데 머리카락이 거의 다 빠진 상태였습니다.

"맨발학교 교장선생님, 맨발걷기를 하면 탈모가 개선될까요?"

"선생님, 병원에 먼저 가보시는 게 좋을 것 같아요."

병원에 가서 처방대로 약을 먹었는데 처음에는 머리카락이 다시 나더니 약의 부작용으로 몸이 아프고 몸무게가 너무 늘어서 약을 끊었다고 했습니다. 그리고 다시 머리카락이 빠져 고민이라고 했습니다.

그렇다면 의사의 도움을 받으면서 맨발걷기도 병행해보라고 권했습니다. 다음 해 봄, 그분은 새카만 머리카락으로 맨발학교 모임에 나왔습니다. 몸무게도 줄었고 얼굴빛이 건강하고 좋아 보였습니다. 가을과 겨울 동안 매일 2시간 정도 맨발걷기를 실천했노라고 감격의 소감을 말해주었습니다.

10여 년간 불면증에 시달린 학교 후배는 단 하루 만에 깊은 잠을 자고 그날로 먹던 약도 끊었다고 합니다. 맨발걷기로 몸과 마음이 치유된 사례를 많이 접했지만 이런 경우는 드문 사례입니다.

또 다른 후배는 나와 함께 처음 걷고 나서 '아, 이것은 남은 생애 동안 내가 꾸준히 해야 할 나를 지키는 건강법이구나!' 하는 생각이 들어 지금까지 8년째 하루도 빠짐없이 맨발로 걷고 있습니다. 맨발걷기를 실천하면서 2년도 채 되기 전에 몸무게를 12킬로그램 감량하고 지금도 계속 유지 중이라고 자랑했습니다.

이렇게 아름다운 인연이 된 맨발학교 회원은 수만 명이 넘습니다. 맨발걷기 후 자신의 몸과 마음의 긍정적인 변화를 나누어주어 맨발걷기 입문자들에게 큰 도움이 되고 있습니다. 공생의 마음으로 귀한 정보를 나누어주어 감사합니다. 맨발학교의 또 다른 자랑입니다.

맨발학교 단체대화방에 올라온 생생한 맨발걷기 소감 중에 몇 개를 소개합니다.

맨발걷기를 만나 삶이 달라졌어요 _최순나, 대구

'운동을 꾸준히 하세요. 살을 빼세요.'

아픈 곳이 있어 병원에 가면 늘 듣는 소리입니다. 그래서 운동을 해 정상 체중을 유지하려 노력했으나 도전은 늘 실패로 끝났습니다. 교사로서 나름 최선을 다하는 삶을 살았으나 자연인으로는 무기력해졌고 걱정이 늘었습니다. 아파도 병원에 가는 것을 꺼리기도 했습니다.

2016년, 운명처럼 맨발걷기를 만났습니다. 맨발걷기를 빠지지 않고 실천하면서 무엇보다 꾸준히 운동하는 사람이 되었고 체중도 줄였습니다. 엄청난 자신감까지 얻었습니다.

매일 100분의 맨발걷기로 많은 것이 달라졌습니다.

첫째, 텔레비전 보는 시간이 줄었습니다. 텔레비전을 덜 보면서 생긴 좋은 점은 더 말할 필요가 없겠죠.

둘째, 자연 속의 나를 온전히 느꼈습니다. 새벽 맨발걷기는 해가 뜨는 순간의 찬란함을 마주하게 하고 늦은 밤 맨발걷기는 달과 별과 친해지는 기회가 되었습니다. 겨울철의 오리온 별자리, 달과 금성과 화성이 나란히 선 밤하늘을 올려다보며 우주 속의 나를 느꼈습니다. 달빛 속에서 동네 공원길 걷기는 축복이었습니다. 하루의 피로가 100분의 시간으로 보상받는 느낌이었습니다. 맨발로 걷고 들어오면 집안일이 하고 싶어졌고 좋은 선생님이 되기 위한 공부 시간도 늘어났습니다.

셋째, 맨발걷기는 온갖 소음 속에서 하루를 보내는 내게 명상의 시간을 주었습니다. 그냥 앉아서 명상하라고 하면 10분도 힘든데 천천히 걸으면 저절로 마음의 평화가 찾아와 좋았습니다.

넷째, 맨발걷기는 도전의 기쁨을 주었습니다. 늦가을에 시작해 곧 겨울이 다가오는데 어떻게 해야 할까 고민했습니다. 지나고 보니 그때여서 다행이었습니다. 겨울을 맨발걷기로 보내고 맞이하는 봄은 예전의 봄과는 달랐습니다. 겨울에 도전하지 않았으면 이런 귀한 체험을 못해서 어쩔 뻔했나 싶었습니다. 영하의 날씨, 발바닥에서 느껴지는 그 싸아한 차가움에 정신이 맑아졌습니다. 한참이 지나면 시리던 발에서 다시 느껴지는 온기, 태어나 처음 한 경험입니다. 방 안에서 생각하면 도저히 못할 것 같은 한겨울 맨발걷기도 시작하고 보니 그냥 할 수 있었습니다.

그냥 하면 됩니다. 특별한 기술이 필요하지 않습니다. 재고 따지고 고민하지 말고 하면 되는 것, 인생에서 중요한 뭔가를 깨닫는 순간이었습니다. 머리로 아는 것과 몸이 아는 것은 달랐습니다. 몸은 훨씬 더 용기 있고 적응을 잘하고 도전적입니다.

이렇게 365일 하루도 빠지지 않고 걸어냈습니다. 맨발걷기를 통해 꾸준히 도전하는 내 모습에 스스로 감동하면서 학교에서 교사로서의 삶에도 자신감이 생겼습니다. 업무도 예전보다 덜 부담스럽게 도전하고 학생들이 점점 더 예뻐 보였습니다. 작은 다툼도 웃으며 넘기게 되었고 아이의 있는 그대로를 인정하게 되었습니다. 나는 늘 대한민국의 좋은 교사를 꿈꾸어왔습니다. 멸사봉공(滅私奉公)으로 최선을 다할 것을 다짐했습니다. 그래서 우리 반 아이들과도 맨발걷기를 시작했습니다.

맨발걷기 2,500일의 기록! 돌아보니 무엇이 맨발걷기를 계속하게 하는 힘이었는지 잘 모르겠습니다. 하지만 하루도 빠지지 않고 걷고 있습니다. 혼자서, 가끔은 지인과 함께 비가 오나 눈이 내리나 매서운 추위에도 걸었습니다. 나도 내가 이렇게 잘할 줄 몰랐습니다.

맨발걷기를 시작하고 한동안은 첫사랑에 빠져 세상에 온통 그 사람만 보이는 연애 시절처럼 맨발걷기를 할 생각에 설렘으로 가득한 날들을 보냈습니다. 걸을 수 있는 상황에서는 땅부터 살피고 신발을 벗었습니다. 신발 신고 걷는 시간이 아까웠거든요. 여행을 할 때도 맨발걷기할 곳을 먼저 찾고 평소의 일정은 맨발걷기를 할 시간 확보를 위해 최대한 조정하고 있습니다.

이제 세상이 달라졌습니다. 나를 살려서 공생의 세상을 열어가는 활사개공(活私開公)의 삶이어야 합니다. 콘크리트에 밀려 자연을 떠나게 된 도시인에게 맨발걷기로 흙을 만날 수 있는 시간은 꼭 필요합니다. 몸과 마음이 건강한 것이 나를 위하는 길이고 사랑하는 가족을 위하는 길이며 나라를 사랑하는 길이기도 합니다.

매일 맨발걷기를 하면서 내가, 내 몸이 소중함을 온몸과 온 마음으로 느낍니다. 나를 사랑하는 것이 남을 사랑하는 첫걸음인 것을 배우고 있습니다. 내 삶을 행복하고 빛나게 닦는 것. 그것은 나의 첫 번째이자 마지막 과제가 아닐까요? 오늘도 별이 바람에 스칩니다. 맨발걷기를 하러 나가야겠네요.

맨발걷기 덕분에 편안해진 아내와 함께_최흥섭, 대구

이제 약 두 달이 넘어가는 맨발걷기, 아내 덕분에 처음 시작하게 되었습니다. 갱년기인 아내는 3년여 전부터 사춘기인 막내아들로 인해 화를 엄청 자주 냈고, 처가 가족력인 콜레스테롤 수치도 높아졌습니다. 또한 족저근막염이 심해 앉았다 일어설 때는 제대로 걷지도 못할 정도였습니다. 옆에서 아무리 건강을 위해 운동을 하자고 해도 건성으로 듣더니만 맨발걷기를 소개해주자 신기하게도 지금까지 계속하고 있습니다. 오히려 제가 늦게 퇴근하거나 컨디션이 안좋아 좀 쉬려고 하면 반강제적으로 같이 걷자고 조르더군요. 더욱이 걷고 난 후 약 한 달간 몸살과 역류성 식도염으로 고생할 때도 거의 매일 맨발걷기를 할 정도로 빠져들었습니다.

맨발걷기를 한 지 두 달이 막 넘어가는 지금 아내는 족저근막염의 통증이 많이 가라앉았고, 전체적으로 건강 상태가 좋아 보입니다. 갱년기 증상인 갑자기 화내기는 가라앉고, 갱년기 전의 평온한 모습을 자주 보여요. 같이 맨발걷기를 한 덕분에 저도 25년 넘게 달고 다닌 무좀이 거의 완치되었습니다. 그동안 무좀 치료를 위해 안 해본 방법이 거의 없었는데 말입니다. 가장 독하다는 빙초산에 정로환 반병을 녹인 물에 발을 담가 피부를 한 껍질 벗겨내기까지 했으니까요.

맨발로 걸은 지 약 2주 만에 발바닥 무좀이 먼저 없어지기 시작했고, 한 달 정도 지나자 발바닥 무좀이 많이 좋아졌습니다. 현재는 아직도 버티고 있는 발가락 무좀의 크기가 작아진 상태입니다. 그리고 만성대장염으로 십중팔구는 설사변을 보았는데, 요즘은 절반 정도로 대장도 좋아졌습니다.

벌써 좋아진 것이 많아요 _김미애, 거제

맨발걷기 100일 차입니다. 좋아진 것이 많아 기쁜 마음으로 공유합니다.

첫째, 맨발걷기 일주일 만에 종기가 사라졌어요.

둘째, 늘 차갑던 손발이 맨발걷기 2주 후쯤부터 따뜻해졌답니다.

셋째, 자다가 화장실에 다녀오면 잠을 못 잤는데 이제는 자게 되었어요. 어느 순간 자면서 화장실 가는 것이 없어져 수면의 질이 좋아졌습니다.

넷째, 2개월째부터 소화력이 좋아져서 차 안에서 음식을 먹어도 체하지 않아요. 이전에는 밥 먹은 후에 바로 차를 타지 못했거든요.

다섯째, 류머티스 관절염으로 우측 손목과 좌측 발등이 심하게 부어 있었는데 지금은 복용 중이던 스테로이드 약을 줄이게 되었어요.

100일, 드디어해냈습니다_맹임숙, 영양

무엇보다 목표를 설정하고 실천하여 달성했다는 뿌듯한 마음, 스스로에 대한 대견함이 내면의 힘으로 이어지는 것 같아 아주 만족스러운 기분입니다.

남들과 다른 특별한 후기가 있는 것은 아니지만 저도 왼쪽 넷째와 새끼발가락, 그 바로 밑 발바닥에 족저근막염처럼 통증이 있어 한 달에 두세 번씩 아팠는데 맨발걷기를 시작하고는 한 번도 통증을 느끼지 않아서 좀 신기했습니다.

왼쪽 엄지발톱에 발톱무좀이 있었는데 아직 완치는 아니지만 스스로도 느끼게 두꺼웠던 발톱이 얇아지고 있습니다. 또 체중도 약간 줄어서 몸이 가벼워졌다는 소리를 많이 듣습니다. 가장 중요한 것은 스스로 자신을 돌아볼 시간을 갖고 건강해진 느낌도 받는다는 것이지요.

이런 좋은 기회와 성공할 수 있도록 이끌어주시고 격려해주신 맨발학교 권택환 교장선생님과 같이 맨발걷기를 실천한 동료들에게 감사드립니다. 맨발걷기의 가장 큰 장점은 굳이 배우고 익힐 것이 없다는 점입니다. 누구나 꾸준히 하기만 하면 행복을 얻을 수 있다는 점을 꼭 알려주고 싶습니다.

습진을 잡은 맨발걷기 _남미영, 대구

지금으로부터 10년쯤 전에 습진이라는 고질병이 저에게 찾아왔습니다. 의사 선생님께서도 병의 원인이 수백 가지가 넘어 알 길이 없다고 하면서 그저 드러난 증상(가려움과 물집)에 대한 임시방편적인 처방만 내주었기에 증상은 주기적으로 반복되었고 해가 갈수록 조금씩 더 심해져만 갔습니다.

그러다가 우연한 기회에 맨발학교의 맨발걷기 얘기를 전해 들었고 '이것이야말로 근본적인 치유가 될 수 있겠다'라는 확신을 가지게 되었습니다. 그래서 2016년 12월 1일, 겨울비가 추적추적 내리는 깜깜한 밤에 아무도 없는 빈 운동장에 첫 맨발을 내디뎠습니다.

발등은 시렸지만 맨발의 자유로움, 몰캉몰캉한 흙의 느낌, 토닥토닥 우산에 떨어지는 빗방울 소리…. 지금도 그때를 생각하면 마음이 설렙니다.

5개월이 지나자 몸의 가려움도 서서히 진정되어 갔습니다. 너무도 신기했습니다. "앗싸! 맨발만이 살 길이다"를 연발 외치면서 평일 저

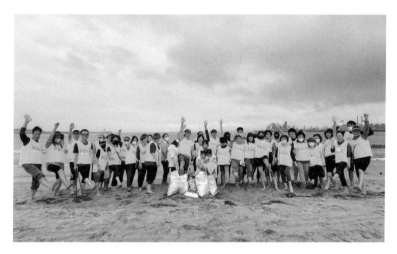

맨발걷기를 하는 동안 주운 쓰레기를 모아 앞에 두고 사진을 찍었습니다. (사진 제공: 장기현, 맨발학교 포항지회장)

녁에는 운동장으로, 주말에는 산으로 맨발걷기를 하러 나간답니다.

맨발걷기의 효과가 이것뿐이겠습니까? 몸과 마음의 활력이 높아져서 더 행복해지고 소화 기능도 전반적으로 좋아졌으며 피부가 고와졌다는 소리를 엄청 많이 듣고 다닙니다.

맨발걷기는 생명 걷기입니다_김혜경, 대구

"콜레스테롤이 높으니 약을 복용해야 합니다. 지방간에 고지혈증도 있으니 운동 열심히 하세요."

2016년 8월 20일 건강검진 후 상담 의사의 말에 번개를 맞은 듯 정신이 번쩍 들었습니다. 나와는 상관없을 것이라 여겼던 고지혈증에다 지방간 수치도 높다는 것이었습니다. 몸이 무겁고, 뒷목이 당기고, 어깨와 등 쪽의 통증은 오래되었으며, 그맘때부터 반갑지 않은 두통도 찾아왔습니다.

또한 본격적인 갱년기에 접어들면서 눈도 침침하고, 사물이나 사람의 이름을 엉뚱하게 부르기도 하는 등 내 몸의 곳곳에서 적신호를 보내오고 삶의 자신감도 서서히 잃어가고 있었습니다.

그러던 중 친구와 선배에게 맨발 얘기를 듣고 맨발걷기를 해보았습니다.

2017년 3월 27일 맨발 첫째 날, 새벽 3~4시경이면 잠이 깨던 내가 이튿날 6시까지 푹 잤으며, 일어나니 몸이 너무나 개운했습니다. 맨발 열흘 후 아침에 일어나면 부기가 있었던 손발의 부기가 사라지고, 맨발 3주일 후 발마사지를 해야 잠들 수 있었는데 발마사지를 하지 않아도 잠을 잘 수 있었습니다.

맨발학교에 입학하여 단체대화방에 매일 인증 사진을 올리면서 벗님들의 칭찬과 응원, 다양한 경험담과 정보를 토양 삼아 꾸준히 실천하여 7월 4일 100일이 되었고, 정기모임 때 여러 동기님과 함께 나 자신에게 주는 상을 받았을 때의 감동은 아직도 잊히지 않습니다.

맨발걷기를 열심히 한 결과 순환이 잘되니 몸이 가벼워지고 어깨의 통증도 사라졌을 뿐만 아니라 2017년 8월 23일 건강검진 결과 팔다리의 근육량과 골밀도가 상승했습니다. 시력도 작년보다 좌우 0.2씩 올라가 좌 1.0, 우 0.4로 나왔으며, 피곤하면 충혈이 잘되고 안구건조증도 있었는데 그 증상도 많이 호전되었습니다.

만나는 사람들에게 맨발걷기의 경험담을 얘기하였더니 친구, 가족들도 맨발걷기로 건강이 호전되었다는 얘기를 듣고 있습니다. 또 86세이신 시아버님은 영재, 76세 친정어머니는 모범생, 시동생과 동서는 우등생으로 맨발학교에 다니고 있습니다.

2017년 10월 3일, 180일 차 맨발학교 학생입니다. 앞으로 200일, 300일 이어가면서 내 몸과 마음의 감동 변화 이야기를 계속 엮어 갈 겁니다.

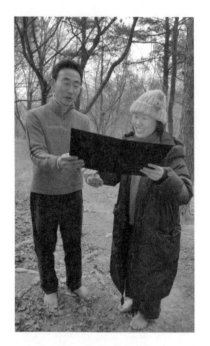

100일을 맨발로 걸었다면 맨발학교에서
는 자신이 자신에게 주는 100일 상을 받
습니다.

어느새 맨공한지 200일이나 되었네요_강미자, 대구

비가 오나 눈이 오나 바람이 부나 꾸준히 하였습니다. 어느새 에너지가 뿜뿜 넘치는 건강한 몸이 되었습니다. 맨발걷기 200일, 몸이 반응했던 부분을 정리해봅니다.

첫째, 흙을 만나는 것을 몸이 너무 좋아한다는 겁니다. 하나님이 우리를 창조할 때 흙으로 만들어서일까요? 하루도 흙을 만나지 않으면 안 되도록 발이 아우성을 치더라고요. 그래서 하루도 빠지지 않고 했고, 독감이 왔을 때도 맨발로 걸었더니 하루 만에 털고 일어났어요. 지치고 피곤할수록 맨발로 걸어보니 몸이 개운해지고 생기가 돕니다.

둘째, 눈이 맑아지고 좋아진 거 같아요. 그전에는 피곤하면 눈부터 빠지려고 했거든요. 처음 걷기 시작했을 때는 눈곱이 많이 나오고 눈앞이 뿌옇게 흐리기도 했는데 신기하게도 지금은 엄청 맑아졌습니다.

셋째, 밤에 소변 보러 가는 횟수가 확연히 줄었습니다. 아니, 거의 가지 않습니다. 그전에는 1시간 단위로 일어나서 갔는데 지금은 새벽 5시 30분 되면 한 번 갑니다.

넷째, 군살이 실종되어 갑니다. 몸무게가 확 줄거나 그러지는 않았지만 한 3킬로그램 빠지고 옷맵시가 살아나는 것 같아요.

다섯째, 아무리 걸어도 다리가 안 아픕니다.

여섯째, 더 예뻐진 거 같습니다. 피부도 맑아지고 얼굴형도 살아나서 너무 좋아요. 맨발걷기 사랑합니다.

맨발걷기 100일 상 받던 날_김금자, 대구

어떻게 하면 건강하게 살다가 생을 마감할까를 고민하던 어느 날 맨발걷기를 만났습니다. 그건 대박이었습니다.

맨발로 흙에 발을 딛는 순간, 그 순간의 감촉은 늘 나를 따뜻이 보듬어 안아주시던 엄마의 품처럼 포근하고 편안한 느낌이었습니다. 지금은 맨발걷기를 하려고 생각만 해도 발가락들이 꼼지락거리면서 가슴이 설렙니다.

사실 몇 년 전 유○○ 선생님께서 맨발걷기를 권유하셨는데 더러운 흙을 왜 발에 묻힐까 생각하고 하지 않았습니다.

어느 날 공원 숲속 산책 중에 할머니 한 분이 맨발로 꾸준히 걸었더니 병이 나았다고 했습니다. 그래서 한번 알아봐야겠다는 생각에 책도 구해보고 자료를 찾아보았습니다. 저도 숙면을 위해서 한번 걸어보자고 마음먹었습니다.

양말을 벗고 운동장에 발을 내딛는 순간, 그 첫 느낌이 어찌나 상큼하고 편안하던지 발바닥과 발가락 사이로 흙들이 사그락거리면서 아프지도 않고 기분 좋은 느낌뿐이었습니다. 처음 걸어보면 발바닥이 아픈 분들이 있다는데 저는 지금도 그 순간의 짜릿했던 느낌은 잊을 수 없습니다.

체지방이 감소되고 편두통이 사라졌다는 사실을 모르고 있었습니다. 무엇보다 편안한 마음이 자리하니 이보다 더 좋은 선물이 또 있을까 싶습니다. 맨발걷기 100일 상 받던 날, 맨발학교 교장선생님의 '겸손한 맨발걷기' 강의는 저의 가슴에 와닿았고, 2022년 지난 한 해의 가장 큰 선물은 맨발걷기를 만난 것입니다.

저는 주로 혼자 걸으면서 자문자답을 많이 합니다. 이것이 맨발걷기 명상이 되었습니다. 오롯이 내 안을 들여다보는 시간에 감사하고 지금 살아 있음에, 가족이 있음에, 걸을 수 있음에 감사드립니다.

내 인생의 터닝포인트 _전재필, 대구

저는 58세 직장인입니다. 맨발걷기를 시작한 지 480일 차 됐습니다 (2022년 1월 3일 현재).

고교 때부터 약 40여 년간 불면증을 앓았고, 사회생활의 온갖 스트레스, 직장의 불규칙한 야간 교대 근무로 인한 피로, 35년간 하루 담배 두 갑 반(50개피) 흡연, 수십 년간 매일 마신 믹스커피 열 잔으로 인해 심신은 황폐해지고 무기력해졌으며, 가슴 아픈 사연으로 두 번이나 극단적 선택을 시도하기도 했답니다.

저는 가슴 아픈 사연이 너무나 많았습니다. 2005년부터 3년간 큰 충격으로 2007년에 이명이 발병하였으며 허리 디스크, 목 디스크 진단, 높은 간 수치, 고지혈증, 콜레스테롤 과다, 복부비만, 만성두통, 비문증, 오른쪽 무릎 관절염과 고관절 통증, 족저근막염, 무좀, 발톱 무좀 등이 있었습니다. 저는 치료 의지가 없어 일부러 병원에 가지 않고 방치했습니다.

2016. 9. 30. 밤새 몸이 좋지 않아 아침에 퇴근하며 병원에 입원하였더니 이석증과 당뇨병 진단을 받았습니다. 게다가 갱년기, 우울증까지 겹쳐 오더군요. 딱 한 가지 혈압만 정상수치였습니다.

2021. 8. 10(말복). 고향 동창 정○○님을 만났는데 맨발걷기가 건강에 좋다며 설명해주었습니다. 맨발로 걷는 게 건강에 효과가 있을까? 믿음이 가지 않아서 그때는 맨발걷기를 하지 않았습니다. 하지만 그는 권택환 교수님의 맨발걷기 강의 동영상 등을 꾸준히 제게 보내주었습니다. 용기를 내어 처음으로 수성못을 두세 바퀴 걸어봤습니다. 그렇게 걷다 보니 밤에 잠도 잘 자게 되어 본격적으로 맨발걷기에 시동이 걸렸습니다.

그래, 바로 이거야! 10일, 20일, 한 달, 두 달.

노랫말 가사처럼 비가 오나 눈이 오나 바람이 부나 하루도 빠짐없이 맨발로 걷고 또 걸었더니 변화가 일어났습니다.

첫째, 40여 년간 그토록 고통을 주어 수면제를 복용하던 불면증은 단 6일 만에 사라지고 깊은 숙면을 취하고 있습니다.

둘째, 체중이 10킬로그램 감량되어 임산부 배가 납작해졌습니다.

셋째, 올해(2022년) 6월 종합검진 결과 간 수치 정상, 고지혈증 정상, 콜레스테롤 정상 등 거의 대부분이 정상수치 범위입니다.

넷째, 매일 아침 첫발 디딜 때마다 고통이 따르던 족저근막염, 비문증, 무좀, 발톱무좀도 사라졌습니다.

다섯째, 무릎 연골이 닳아 관절염 고통과 삐거덕 소리 나는 고관절 고통도 없어져 계단도 잘 오르고 수개월째 맨발산행을 즐깁니다.

그러나 허리 디스크, 목 디스크, 이명, 이 세 가지는 아직 말을 듣지 않네요!

저는 세상을 바라보는 시각이 부정적으로 각인되어 있었는데, 맨발걷기로 건강이 많이 회복되어 이제는 긍정적 시각으로 바라보고, 또한 삶의 즐거움을 느낀답니다. 무엇보다 가족이 적극적으로 응원해줍니다. 걸을 수 없을 때까지 맨발걷기는 계속할 겁니다.

저를 가족처럼 응원해준 맨발학교에 감사의 인사를 올립니다.

맨발걷기를 쉬지 않을 거예요 _안효심, 목포

산행은 좋아했지만 바다에 가는 일은 거의 없었는데 맨발걷기 덕분에 산과 바다를 가리지 않고 시간만 허락하면 가게 됩니다. 아름다운 자연을 만끽하며 여행을 많이 하네요. 햇빛과 바람을 접하는 것도 어성이라 하신 맨발학교 교장선생님 말씀이 생각났어요. 맨발걷기를 꾸준히 하니 여러 효과를 봤습니다.

첫째, 잠을 잘 자게 되었어요.

둘째, 이명이 심하여 잠들기가 힘들었는데 언제 좋아졌는지 지금은 전혀 못 느껴요.

셋째, 왼발 두 번째와 세 번째 발가락 사이에 팥알만 하게 단단한 무언가가 있었는데 점점 작아지더니 지금은 깨끗해졌어요.

넷째, 정상이던 혈압이 나이가 들면서 오르락내리락했는데 지금은 정상으로 유지되고 있어요.

다섯째, 위와 대장이 조금만 신경 쓰면 이상반응이 오는데 지금은 아주 편해졌어요. 소화도 잘되고 아침마다 쾌변이에요.

아침 맨발걷기가 하루를 상쾌하게 시작하게 만들어주었답니다.

이제 걸을 수 있을 때까지 맨발걷기를 쉬지 않을 거예요.

아이들도 행복해졌어요 _김은정, 대구

2016년, 권택환 교수님으로부터 소개받은 맨발걷기와의 만남!

'오로지 자신을 사랑하며 하루를 돌아보는 시간으로 꾸준히 한번 해보자.'

나 자신과 약속을 하고 100일을 하루도 빠짐없이 맨발걷기를 하다 보니 어느 날 발바닥에 있었던 커다란 티눈이 없어졌음을 알았습니다. 어릴 때부터 늘 위장 기능이 좋지 않아 소화불량과 만성위장병으로 고생하였던 내가 맨발걷기 후 병원을 한 번도 가지 않고 활기차고 건강하게 생활하고 있음을 발견하였습니다. 건강은 물론 피부가 투명해지고 맑아졌으며, 마음이 평화로워지고 머리가 맑아지는 놀라운 변화가 일어났습니다. 이렇게 온전히 나에게 집중하면서 내 몸과 내 마음을 들여다보며 나의 이야기를 내가 귀담아 들어주고 있는 것에 감사가 저절로 차올랐습니다.

하늘, 별과 달, 바람, 꽃과 나무, 비 온 후 촉촉한 흙과 교감하며 온몸의 세포가 깨어났습니다. 크나큰 우주에 한 점으로 존재하는 나를 발견하며 겸손과 사랑을 배웠습니다.

내가 선물로 받은 이 모든 것들을 다른 사람들과 나누고 싶은 마음이 간절했습니다.

"선생님, 오늘은 언제 맨발걷기해요?"

흙과의 만남이 멀고 어색했던 우리 반 아이들도 이제는 자연과의 만남 속에서 자신과 친구를 만나며 행복을 찾습니다. 맨발걷기를 하며 예쁜 돌을 발견했다고 뛰어와 자랑하는 아이, 함께 걸으며 자신의 속상한 얘기를 시원하게 털어놓는 아이들을 보는 게 매일매일 행복합니다. 맨발걷기로 더 건강하고 환해진 학교의 모습을 그립니다. 맨발걷기는 내 인생 최고의 선택입니다.

체험담

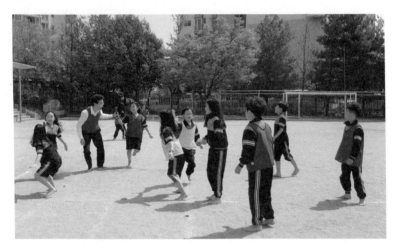

아이들과 함께 맨발놀이, 아이들이 더 좋아합니다.

다섯 식구가 함께 걸었어요 _김경희, 대구

2017년 1월, 맨발학교 단체대화방에 초대되어 매일 눈으로만 보고 있는 저에게 맨발걷기를 해보자고 한 건 어린 아들들입니다. 휑한 운동장에 두꺼운 옷을 입고 발만 쏙 내밀고 아들 셋과 걷던 그날을 잊을 수가 없습니다. 일곱 살인 막내아들이 발이 시리다고 하니 4학년인 둘째가 동생을 업고서 그렇게 첫발을 내디뎠습니다. 그리고 아빠까지 함께 저희 다섯 식구는 주말이나 휴일에 특별한 계획이 없으면 꼭 같이 맨발걷기를 하였습니다.

운동을 좋아하는 아이들은 축구, 농구, 철봉 매달리기 등 운동장을 맨발로 누비고 다녔고, 가족이 함께 걷고 학교 앞에서 사 먹은 핫도그는 우리 아이들의 일기 쓰기의 글감이 되었습니다. 특히 사춘기에 들어선 6학년 큰아들과는 걸으면서 많은 이야기를 나눌 수 있었습니다. 큰아들은 공부가 잘되지 않거나 친구 관계에 어려움이 있을 때는 먼저 걷자고 합니다.

제가 담임으로 있는 우리 반 아이들과도 맨발걷기를 함께하며 평소에 잘 나눌 수 없었던 가족 이야기, 주말 지낸 이야기를 합니다. 덕분에 반 아이들에 대해 더 많이 이해하고 학부모와의 상담주간에 더 깊이 있는 대화를 나눌 수 있었습니다.

다른 분들과 달리 매일 걷지 못해 9개월 만에 100일을 넘겼지만

이것도 다른 분들에게 용기가 되리라 생각하며 가끔, 꾸준히 걸어
보려고 합니다.

중학생들과 함께하는 맨발걷기, 감동의 이야기_손지은, 경주

저는 작년 12월부터 맨발걷기로 운동을 시작하였습니다. 나 자신이
건강해지니 학생들에게 화를 내거나 짜증 내는 일이 줄었으며, 걸은
후에는 머릿속이 시원해지고 어깨 결림이 해소되는 경험을 한 터라
맨발걷기의 효과에 대해 확신을 갖고 있었습니다.

지난 2월에 권택환 교수님을 뵈면서 맨발걷기를 더 열심히 해야
겠다는 다짐을 했습니다. 또 '소통에 관한 책 수십 권을 읽는 것보
다 교사가 건강하면 학생들과 더 잘 소통할 수 있습니다'라는 말씀
에 격하게 공감했습니다.

십수 년간 담임을 했는데 처음으로 ADHD에 조증으로 힘들어하
는 학생(이○○)을 만났고, 하루 종일 다양한 방법으로 자신을 드러
내려는 그 학생의 행동으로 매 시간 급우들과 학과 선생님의 고충
을 들어줘야 했습니다. 3월 27일 학부모와의 상담에서 대안학교까
지 생각하고 있다면서 조심스레 학생의 상태를 설명해주시더군요.
담임으로서 섣불리 판단을 내릴 수도 없고, 아이를 겨우 몇 주만 보
고 학교를 옮기게 하는 것은 아니라는 생각에 맨발걷기를 권했습니

다. 학부모는 긍정적으로 생각해본다고 하시면서 집으로 가셨습니다. 그리고 그날 저녁부터 바로 인근 초등학교에 가서 걷기 시작했다고 합니다.

놀랍게도 일주일째부터 수업 시간에 다른 아이들에게 피해를 덜 주고, 괴성도 많이 줄어들었습니다. 이제는 친구들과의 사이가 많이 돈독해진 아이는 지금까지도 일주일에 대여섯 번은 맨발걷기를 하고 있고, 이 학생의 변화를 직접 본 친구들도 함께 맨발로 걷고 있습니다.

또 한 경우는 최○○과의 만남입니다. 학습부진아를 한두 명 본 것도 아닌데, 이 학생처럼 심각한 경우는 처음이었습니다. 자유분방하게 키우는 학부모 아래서 너무나 해맑게 자란 학생으로 우리 집 근처에 살고 있었습니다. 하교 후 한 초등학교에서 함께 맨발걷기를 시작하였습니다. 맨발로 걸으면서 구구단도 외우게 하고, 알파벳을 외우게 했는데 제게 인내심까지 기르게 해준 녀석이죠.

'작고 간단한 것에 강함이 숨어 있고, 진리는 단순하고 꾸준함에서 실력이 나온다'라는 신념을 되새기며 기다리고 또 기다렸습니다. 맨발걷기 6개월째, 드디어 무엇인가를 외우게 되었고, 이해라는 것을 조금씩 하게 되었고, 놀랍게도 친구들에게 아는 것을 전달하고 설명까지 하게 되었답니다. 지금은 다른 아이들에게 수학을 알려줍니다. 이 변화를 눈으로 확인한 다른 반 친구들도 신발을 벗고 걷기 시작하였고, 수업에서도 맨발걷기에 관심을 많이 갖고 질문을 하고 있습니다.

물론 특별한 경우로 일반화할 수는 없지만, 특이한 방법이나 의술이 아닌 맨발걷기 하나로 놀라운 변화를 가져왔다는 것에 이보다 더 좋은 인성교육은 없다고 확신합니다. 자발적으로 실천하는 맨발걷기 교육을 꿈꾸고 있습니다.

다양한 흙의 별미를 맛보았어요 _임인숙, 서울

2019년 8월 25일. 황톳길을 첫 맨발걷기로 시작하여 3년간 꾸준히 맨발걷기 행복을 누리고 있습니다. 100일 목표로 매일 걷기를 성취했을 때 이미 맨발걷기는 제 일상이 되었고, 이제 1,000일을 넘겼습니다. 나 자신이 참 기특합니다. 내가 나를 칭찬합니다. 맨발학교 교훈처럼 진리는 단순하고, 실력은 꾸준함에서 나오며, 작고 단순한 맨발걷기도 꾸준히 하는 사람이 행복을 잡는다는 것이 맞습니다.

저는 지금 행복합니다. 어디 가든 흙길을 만나면 대지와 접촉하려고 신발을 벗습니다. 두려움이 없습니다. 호기심을 보이는 분께는 한번 해보시라 적극 권하게 되었습니다.

바닷가 젖은 모래도, 숲에서 만나는 황토도, 학교 운동장 마사토도 모두 저를 기분 좋게 해주는 맨발걷기장입니다. 그날의 기분에 따라 맨발걷기가 주는 기쁨도 다릅니다. 맨발걷기를 하고 나서 밝은 에너지의 긍정적 이미지를 가졌다고 주변에서 칭찬합니다. 맨발 걷기 덕분입니다.

족저근막염이 개선되었고, 갱년기 불청객 불면증 증세도 없어져 잠을 잘 자게 되었습니다. 안구건조 증세로 눈물약을 처방받았지만 어느새 쓰지 않게 되었습니다. 걷기 자세가 좋아지고, 펴지지 않고 쥐가 나던 발가락이 쫙 펴지고 힘이 생겼습니다.

땅을 힘차게 밟고 걸을 수 있으며, 두 다리로 대지 위에 딱 버티고 서는 느낌이 좋습니다. 촉촉한 땅, 차가운 땅, 뜨거운 모래사장, 차가운 눈밭의 맨발걷기도 경험해보았습니다. 맨발걷기를 하지 않았다면 내 발은 이 맛난 다양한 흙의 별미들을 몰랐겠지요. 참 다행스럽고 감사한 일입니다.

저는 학교의 교장으로서 학교 교육과정 안에서도 맨발걷기를 실천하려고 노력 중입니다. 학교 운동장의 마사토를 정비하고, 황톳길을 조성하였습니다. 교육공동체의 참여를 위해 권택환 교수님의 맨발걷기 연수도 진행하였습니다. 실천에서 얻은 생생한 자료들을 가지고 강의해주신 덕분에 이론으로도 검증된 맨발걷기를 학교교육 안에서 추진할 수 있었습니다.

서울 역시 맨발걷기장이 많이 조성되고 맨발걷기가 점점 활성화되는 분위기입니다. 맨발학교 단체대화방에 안내되는 다양한 맨발걷기 장소에도 가보고 싶습니다.

저의 1,000일을 축하해주신 모든 분께 감사드립니다.

맨발걷기 후 다른 사람이 되었어요 _권경연, 포항

3년 가까운 세월에 참 많이 변해 있는 제 모습을 봅니다. 5년 전 생전 처음으로 건강검진을 받으러 갔다가 심장 부정맥, 당뇨병, 고혈압, 고지혈증 진단을 받았는데 모든 병의 원인은 술 때문으로 판명되었습니다. 1년 365일 하루도 거르지 않는 음주 습관이 있었고, 알코올 의존도는 자다가 일어나서 소주 한두 병을 마실 정도로 심했습니다.

좋게 이야기하면 알코올 이용 장애, 직설적으로 이야기하면 알코올 중독이죠. 더 무서운 건 세상 사람들은 아무도 그런 사실을 모르게 저는 일상생활을 이어갔고 아내만 알았습니다. 저의 내면에 화가 가득 차 부글거렸고 술을 핑계로 세상을 늘 조소하는 시선으로 바라보았습니다. 욕을 입에 달고 산다는 소리를 자주 들었고, 가끔 자살 충동까지 느껴지는 우울증도 주기적으로 찾아와 더 힘들었을 때입니다.

제가 참 이기적이었던 것이 저의 힘든 것을 알아주지 않는다는 핑계로 모든 화풀이를 아내에게 해댔습니다. 그럴 때마다 이혼하자 소리를 너무 쉽게 뱉어내 아내도 불안한 시선에서 점차 흔들리는 눈빛으로 변해가는 것이 느껴졌습니다.

그즈음 만난 맨발걷기가 내일 900일이 됩니다.

어쩌면 저의 맨발걷기는 당뇨병, 고혈압, 고지혈증 등 병을 의식하고 걸었던 것이 아니라 맨발로 걸어보니 속에 가득 차 있던 화가 삭아지며 평온이 찾아오는 느낌이 좋아서 매일매일 중독된 사람처럼 걸었던 것입니다.

맨발로 땅에 서는 순간부터 마음이 차분하게 가라앉고 극단적인 생각까지 들게 하는 우울증 증세가 점차 옅어지다 2년 전쯤부터 나타나지 않습니다.

속에서 용암처럼 늘 부글거리던 화가 삭아졌다는 것도 신기합니다. 가정생활에 불화가 없을 수는 없어 간혹 다툼이 일어나면 이젠 맨발걷기부터 하고 들어옵니다. 걷고 돌아올 땐 저는 정말 관대한 사람이 되어 "그럴 수도 있지", "나라도 그랬을 거야", "그럴 수밖에 없었겠지" 등 아내의 입장이 이해되어 먼저 말을 걸거나 사과를 합니다. 아내가 제일 힘들어하는 술자리를 줄이려고 노력했고 몇 달 전부터 술을 마시지 않습니다.

어느 날 농담 반 진담 반 아내가 말합니다.

"맨발걷기를 한 뒤부터 당신 정말 많이 변한 거 아나? 가끔 내가 딴 놈하고 사는 것 같다"라고 말하는데 예전에 불안하고 흔들리던 눈빛에서 이제는 신뢰와 행복감이 묻어 있는 것이 보여 저도 맘이 참 편한 나날입니다.

동의하지 않으실지 모르겠습니다만 맨발걷기가 정말 무서운 중독입니다. 치료 방법이 없어 격리하는 알코올 중독과 극단적인 선택을 늘 떠올리는 우울증도 맨발걷기에 중독되면서 벗어나버린 것이죠. 신체적으로 지난 연말 건강검진 결과 당뇨병, 고혈압, 고지혈, 간 수치도 깨끗하게 통과했습니다.

900일의 맨발걷기, 혼자서는 불가능했을 겁니다. 비바람 불고 매서운 추위에 나가기 싫은 날이 한두 번이었겠습니까? 맨발학교에 올리는 발 사진은 나와의 약속이기도 했지만 구성원들과의 약속이기도 하다는 생각이 제일 큰 비중이었습니다. 제겐 너무 소중한 맨발학교입니다. 이제 나를 살렸습니다. 세상을 살리는 일에 동참하고 싶습니다.

맨발걷기 1,000일의 행복 _남정임, 포항

1,000일을 돌아보니 맨발로 걸은 후 달라진 나의 몸과 마음에 감사가 절로 나오며 행복감에 빠져듭니다.

첫째, 수족냉증이 없어졌습니다. 한여름에도 발시림 증상으로 수면양말을 신고 잠을 잤고 지속적으로 한의원에 다녔습니다. 맨발걷기 2일 차부터 발시림 증상이 없어졌습니다.

둘째, 맨발걷기 2년 차에 NK세포활성도검사(면역력) 결과 정상수치가 500인데 저는 2,000이나 나와서 의사 선생님 말씀이 특전사가 내 몸을 지킨다고 했습니다.

셋째, 몸속 염증수치 0~5가 정상수치인데 저는 0.25가 나와 의사

선생님도 놀랐습니다.

넷째, 음식만 먹으면 체해서 약을 먹거나 수지침으로 따야만 소화가 되었던 것이 맨발걷기를 한 후부터 싹 없어졌습니다. 많이 먹어서 배가 부르면 맨발걷기 30분 정도 걸으면 소화가 되곤 합니다.

다섯째, 맨발로 걸은 후 장운동이 활발해져서 만성변비에서 해방되면서 변비가 해결되었습니다.

여섯째, 6킬로그램 체중 감량에 성공했습니다. 약한 체력이었던 내가 활기가 넘친다고 칭찬이 자자합니다.

일곱째, 만나는 사람마다 피부가 좋아졌다, 이뻐졌다고 합니다. 내가 봐도 그렇습니다.

여덟째, 무릎 통증이 완화되었습니다. 인공 관절을 해야 할 만큼 통증이 심해서 수술해야겠다고 마음먹었는데 맨발걷기 후 통증 수준이 예전에 비하면 거의 느끼지 못할 정도로 좋아졌습니다.

되돌아본다, 자랑스러운 나의 맨발 3년을_임순이, 포항

하루하루 한 발짝, 한 발짝이 모여 드디어 맨발로 걸은 지 3년이 되었습니다. 3년 동안 하루도 빠짐없이 맨발로 걸어온 저를 칭찬합니다. 사계절 자연과 벗하며 하늘, 바다, 꽃, 바람, 비, 일출 그리고 소나무, 자연의 아름다움에 감동하며 치유의 시간을 보냈습니다. 삶이 더

풍요로워지고 있습니다.

　퇴행성 관절염으로 무릎이 아파서 걷는 것도, 계단 오르는 것도 힘들었는데 맨발걷기 3개월 후 10만 보 맨발학교 행사에 참여할 수 있을 만큼 좋아졌어요. 기적 같은 일이지요.

　또 안구건조증이 심해서 몇 년을 지속적으로 병원을 다녔고 비 오는 날을 제외하고는 선글라스 없이는 외부에 나갈 수가 없을 정도로 눈이 시렸는데 맨발걷기 한 달 후부터 지금까지 병원을 다니지 않고 약이 필요 없어졌으니 이 또한 기적 같은 일입니다.

　장애아 아들을 키우며 우울증으로 인해 컨디션이 안 좋았는데 날마다 맨발걷기를 하다 보니 자연스럽게 기분 전환이 되고 치유가 되었습니다.

　만성피로로 인해 아침만 되면 몸이 천근만근 무거워 기상하는 것이 힘들었는데 마음도 가벼워졌고 살도 많이 빠졌습니다.

　맨발걷기를 통해 제가 좋아진 것을 정리해보면 이렇습니다. 무릎 퇴행성 관절염 정상, 간 수치 정상, 안구건조증 사라짐, 우울증 사라짐, 만성피로 사라짐, 피부미인 탄생입니다. 이런 기적 같은 일이 또 있을까요.

960번째 합격과 100세 할아버지 양복

맨발걷기를 하면서 매일 무엇인가를 꾸준히 하는 사람은 내 삶의 주인이 되어 성공한 삶을 누릴 수 있음을 깨달았다. 여기서 성공이란 돈과 권력이 아니다. 다른 누가 아니라 스스로 자신의 삶을 평가할 때 나쁘지 않고 좋았다고 느끼는 것이다.

인간이 어떤 시험에 960번을 도전할 수 있을까

전북 완주군 소양면에 사는 차사순 할머니는 운전면허 필기 시험에서 950번째 합격했다. 949번을 떨어진 셈이다. 950번째에 딱 60점으로 합격해 1차 관문을 통과했다. 2005년 4월 13일 첫 필기 시험을 본 뒤 2009년 11월 4일 합격했으니 약 5년간의 도전이다.

완주군 소양면에서 버스를 타고 전주로 나가서 시험을 치르고 다시 돌아오는 것을 950번 하여 필기 시험을 통과하고, 실기 시험에도 10번 도전하여 총 960번 만에 운전면허 자격증을 땄다.

나는 이 뉴스를 접하고 차사순 할머니를 꼭 한 번 만나 뵙고 싶었으나 그럴 기회를 만들지 못했다.

2013년부터 맨발걷기를 매일 실천하면서 차사순 할머니가 더 생각났다. 그러다 차사순 할머니의 연락처를 어렵게 알아내 10월 9일 한글날 할머니를 뵈러 갔다.

할머니는 나를 반갑게 맞아주었고, 960번을 도전한 이야기도 들려주었다. 할머니는 자동차를 손수 운전해서 손자들과 동물원에 한 번 가보는 것이 꿈이라고 했다. 우리도 많은 꿈을 꾼다. 그러나 꿈에서 그칠 때가 많다. 할머니는 그 꿈을 위해 960번의 도전을 했다. 100번도 아니고, 200번도 아니고, 500번도 아니고 무려 960번.

이때 할머니 연세가 70세였다.

할머니의 방 안 벽에는 '반드시 합격'이라는 문구가 붙어 있었다.

그 후 나는 몇 번 더 할머니 댁을 방문하였다. 전주나 완주를 지날 때 들러서 할머니가 계시면 인사드리고, 안 계시면 그 동네를 산책하다 돌아오곤 했다.

할머니 연세가 76세 되시던 해, 전주에서 강의하고 돌아오는 길에 할머니 댁에 들렀다. 할머니는 기초 한자와 중1 영어를 공부하고 계셨다. 그 연세에 새로운 공부를 한다는 자체가 충격과 감동이었다. 돌아와서 할머니께 만화로 된 교양서를 우편으로 보내드렸다. 요즘도 그 근처를 갈 때면 소양면을 들르곤 한다.

꿈이나 목표가 없다면 당신의 뇌는 죽은 것이다

어느 날 우연히 텔레비전에서 100세 할아버지가 양복점을 하는 것을 보았다. 물어물어 부산 진구에 있는 그 할아버지의 양복점을 찾아갔다. 19세부터 양복 짓는 일을 하셨으니 80년 넘게 양복을 만드셨다는 할아버지는 그날도 할머니가 준비해준 소박한 도시락을 들고 출근하셨다.

할아버지는 100세인데도 믿기지 않을 시력(1.5)을 유지하고 계셨다. 평생을 양복점을 하면서 수많은 사람에게 양복을 지어주셨는데 요즘은 양복을 맞추러 오는 사람보다 대부분 수선하러 온다고 하며 웃으셨다.

순간 할아버지에게 꼭 양복을 맞추어야겠다는 생각을 하였다. 천을 하나 골라 할아버지에게 양복을 지어달라고 부탁드렸다. 며칠이 지난 어느 날 할아버지가 100세에 만든 귀한 양복이 배달되었다.

할아버지의 아들이 잘 배달되었는지 직접 전화를 주었다. 할아버지는 대구에서 부산까지 와서 양복을 직접 맞추어주어 매우 고마워했다며 나에게 감사의 마음을 전했다.

"할아버지는 100세에도 꿈이 있으세요?"

"저는 꿈이 있어요. 북에 두고 온 딸 전금선, 아들 전창선이 있어요. 꿈속에서라도 보고 싶은 그리운 딸과 아들에게 직접 만든 옷을 입혀주는 것이 마지막 소원이라오."

북에서 배를 타고 남으로 내려온 지 61년이 지났으니 아들, 딸은 모두 환갑이 넘었으리라. 하지만 여전히 북에 두고 온 아이들에게 주려고 만든 옷들이 양복점 벽에 걸려 있었다.

체험담

100세의 아버지는 꿈이 있었다. 960번을 도전한 차사순 할머니도 꿈이 있었다. 꿈은 두 분을 건강하게 살게 한 힘이었을 것이다. 뇌 전문가 나덕렬 박사는 신문 칼럼에 이렇게 썼다.

'목표가 없는 뇌는 죽은 뇌다.' 왜 이렇게 심한 말을 하느냐고 반문하는 사람이 있을지도 모르겠다. 우리 뇌 속에는 뇌세포가 천억 개 있는데, 당신이 목표를 세우지 않으면 뇌세포는 그저 논다. 반대로 목표를 세우고 부단히 노력하면 전두엽에 있는 내 머릿속 CEO가 깨어날 뿐만 아니라 뇌세포 전체가 일사불란하게 움직인다.

나에게도 꿈이 있다. 지난 30여 년간 하루도 잊지 않고 꿈꾸고 있다. 자연과 가까워지는, 인성을 회복하는, 공생의 마음을 갖는, 홍익인간의 의미를 아는, 지구 환경을 생각하는, 아이들이 건강해지고 정서가 아름다워지는 교육을 꿈꾼다. 이러한 꿈들이 맨발학교를 통해 한 걸음씩 나아가기를 소망한다.

할머니가 960번이나 도전해서 끝내 성공을 거둔 것처럼 내 꿈도 끊임없이 도전해 이루어낼 것이다. 맨발학교는 맨발걷기가 목표가 아니다. 맨발로 자연을 만나면서 자연에 대한 사랑과 생태적 감수성을 기르는 것, 자연과 더불어 우리 모두가 건강하고 행복하게 사는 것, 맨발학교는 그런 세상을 꿈꾼다.

다시 시작입니다

아기가 맨발로 첫발을 걷습니다.
앙증맞은 열 개의 발가락에 힘을 줍니다.
지구 위에 우뚝 섭니다.
자립의 순간입니다.

우리 모두는 한때 부모님의 응원 속에 첫걸음을 걷고
지금껏 살아가고 있습니다.
한 걸음 한 걸음 삶의 여정에서 '맨발걷기'라는 선물을 받았습니다.
그 선물 보따리를 풀어보았습니다.

여러분도 이 선물이 마음에 들었으면 좋겠습니다.

"우리 아들 잘한다!"
저의 첫걸음에 박수를 쳐주던 어머니가 그립습니다.
이 책이 나아가는 걸음에도 박수를 쳐주시겠지요?
오늘 밤은 어머니가 보고 싶습니다.

아이들 사진은 최순나 선생님(대구복현초등학교)반의 수업 모습입니다.

맨발학교 권택환의 맨발혁명

1판 1쇄 발행 2023년 9월 25일

지은이 권택환

펴낸이 김유열 | **편성센터장** 김광호 | **지식콘텐츠부장** 오정호
단행본출판팀·기획 장효순, 최재진, 서정희 | **마케팅** 최은영 | **제작** 정봉식
북매니저 윤정아, 이민애, 정지현, 경영선

책임편집 심은정 | **디자인** Design IF | **인쇄** 우진코니티

펴낸곳 한국교육방송공사(EBS)
출판신고 2001년 1월 8일 제2017- 000193호
주소 경기도 고양시 일산동구 한류월드로 281
대표전화 1588-1580 | **이메일** ebsbooks@ebs.co.kr
홈페이지 www.ebs.co.kr

ISBN 978-89-547-7822-0 03510